DR. MED. ROSEMARIE UNSHELM
Zell-Vitalisierung

Von der Erschöpfung in die Kraft –
in sechs Schritten wie neugeboren

GOLDMANN
Lesen erleben

Buch

Ständig müde und abgeschlagen? Eine Ursache können geschädigte Mitochondrien sein. Die zentrale Aufgabe dieser winzig kleinen Kraftwerke in den Zellen ist die Produktion von Energie. Werden diese Kraftwerke jedoch durch ungünstige Faktoren wie Stress, Umweltgifte, Schlafmangel oder falsche Ernährung gestört, wirkt sich das auf den ganzen Körper aus. Es entsteht chronische Erschöpfung bis hin zu schweren Erkrankungen wie Burnout oder Autoimmunkrankheiten. Mithilfe dieser gezielten Therapie können bereits geschädigte Zellen repariert und damit verjüngt werden. Dadurch regeneriert sich der gesamte Organismus, und es erwächst neue Lebensenergie.

Autorin

Dr. med. Rosemarie Unshelm ist HNO-Ärztin mit ganzheitlicher Praxis in Seeheim-Jugenheim. Neben ihrer schulmedizinischen Ausbildung erwarb sie Qualifikationen in den Bereichen Chirotherapie, Akupunktur, biologische Krebsmedizin, Schwermetallentgiftung, Kinesiologie, orthomolekulare Medizin und Mitochondrientherapie.

Dr. med. Rosemarie Unshelm

Zell-Vitalisierung

Von der Erschöpfung in die Kraft –
in sechs Schritten wie neugeboren

GOLDMANN

Dieses Buch ist auch als E-Book erhältlich.

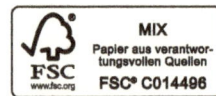

Verlagsgruppe Random House FSC® N001967

2. Auflage
Originalausgabe August 2017
© 2017 Wilhelm Goldmann Verlag, München,
in der Verlagsgruppe Random House GmbH,
Neumarkter Str. 28, 81673 München
Umschlaggestaltung: UNO Werbeagentur, München
Umschlagmotiv: ©FinePic, München
Lektorat: Annette Gillich-Beltz
SG · Herstellung: cb
Satz: Fotosatz Amann, Memmingen
Druck: GGP Media GmbH, Pößneck
Printed in Germany
ISBN 978-3-442-22201-8

www.goldmann-verlag.de

Inhalt

Inhalt 5
Vorwort 11
Einleitung 14
    Mitochondrien – die Quelle unserer Energie 14
    Ihr Weg zu Gesundheit, Leistungsfähigkeit
    und Wohlbefinden 18

Gedankenmedizin 25
  Die Macht der Gedanken 25
  Wunderwerk Zelle 27
    Die Besonderheit der Zellmembran 27
    Wie sich Stress auf den Körper auswirkt 29
    Sie haben es in der Hand 31
    Schutz oder Wachstum 31
  Der Glückscocktail 32
    Ihre Wahl 33
    Ihr Gedanke 33
    Ihre Worte 34
    Ihre Tat 35
    Im Glückscocktail baden 36
  Die Gedanken neu programmieren 37
    Der Fokus liegt meist auf dem Negativen 37
    So bekommen Sie Macht über Ihre Gedanken 38
  Schritt eins – Gedankenmedizin 40
    Muckibude fürs Gehirn 40

Ernährung 43
  Der Alltag im Ernährungsland 44

Ändern Sie Ihre Gewohnheiten 45

Alltagstaugliche, gesunde Ernährung statt Diät 46

Die tägliche Dosis Gift 47

Fleisch, Milch, Eier – Garant für chronische Krankheiten 47

Milch und Milchprodukte befördern Krebs 49

Warum die Mitochondrien keine Kohlenhydrate mögen 50

Wenn Fett zu Gift wird 54

Eine Entscheidung steht an 57

Die Ernährungsgewohnheiten umkrempeln 57

Nehmen Sie weniger Giftstoffe zu sich 58

Bitte nicht vegan – oder? 59

Artgerechte Ernährung ist gesund 61

Wertvolles Kalzium für die Knochen 63

Gesunde vegane Ernährung ist ganz einfach 64

Superfutter für die Mitochondrien 67

Die mitotropen Substanzen 67

Essen Sie lebendige Nahrungsmittel! 69

Das Superfutter 72

Das Frühstück 81

Getränke 88

Rohkostteller als Vorspeise 93

Die Hauptmahlzeit 95

Das Abendessen 103

Es ist nie zu spät 104

Schritt zwei – die Ernährung umstellen 106

Nehmen Sie sich Zeit! 107

Verdauung 109

So funktioniert die Verdauung 110

Wozu der Speichel gut ist 110

Die Aufgabe der Magensäure. 111
Im Dünndarm werden die Nährstoffe resorbiert 114
Billionen von Mikroorganismen bewohnen
den Dickdarm. 115
Was die Darmflora braucht. 118
Eiweiß bremst die Mitochondrien aus. 118
Der Darm liebt es sauer! 119
Die Darmflora – Quelle für Proteine und
mitotrope Substanzen. 123
Die Darmschleimhaut – Schutz vor Bakterien. 124
Schritt drei – den Darm pflegen und entlasten. 127
Den Darm entlasten. 127

Entgiftung 133
Schritt für Schritt. 133
Woher kommen die ganzen Gifte?. 134
Sie essen, trinken, atmen toxische Stoffe 134
Gifte, die im Körper entstehen 136
Unser Entgiftungssystem ist hocheffektiv. 137
So vermeiden Sie Giftstoffe. 138
Die Leber – Ihr zentrales Entgiftungsorgan 141
So arbeitet die Leber. 141
Der Schlüsselstoff Glutathion. 143
Der Superstoff Alpha-Liponsäure 146
B-Vitamine – wertvolles Nervenfutter. 147
Vitamin B12 – unverzichtbar für Ihre Leistungsfähigkeit 148
Mineralien und Vitamine – nicht nur für die Leber. . . . 153
Eine Pflanze hilft der Leber 157
So behalten Sie den Überblick 157
Drei weitere Organe, die beim Entgiften helfen. 159
Ihre Haut – der Spiegel Ihres Wohlbefindens 159

Ihre Nieren helfen beim Entgiften 163
Entsäuern über die Lunge 164
Schritt vier – die Entgiftungskur 164
Die Galle als Transportmittel. 165
Kaffee-Einlauf. 165
Formen der Entgiftungskur 168
Die Entgiftung unterstützen. 169
Übernehmen Sie Verantwortung 173

Bewegung. 175
Ihre Mitochondrien lieben Bewegung. 175
Wie viel wollen Sie erreichen? 176
Welche Art von Bewegung? 177
Bringen Sie Ihr Blut in Wallung. 178
So wirkt das Training auf Ihren Körper 180
Schritt fünf – kommen Sie in Bewegung. 181

Die Wirksamkeit Ihrer Gedanken 185
Sie haben Macht über Ihre Gedanken 186
Ein mieses Gefühl 186
Neue Ideen durch neue Blickwinkel. 188
Ein wohliges Gefühl 193
Ein zuverlässiges Leitsystem. 194
Die geistige Muckibude 196
Das Gesetz über die Wirksamkeit Ihrer Gedanken 198
Alles ist mit allem verbunden 198
Ihre Gedanken erschaffen Wirklichkeit 200
Sie müssen nichts. 201
Schritt sechs – die Wirksamkeit Ihrer Gedanken. 204

Ihr Weg in die Regeneration. 207

Checkliste für Ihre Gedankenmedizin. 207

Checkliste für Ihre Ernährung 208

Checkliste für Ihre Darmreinigung 209

Checkliste für Ihre Entgiftung 210

Checkliste für Ihre Bewegung 211

Checkliste für die Wirksamkeit Ihrer Gedanken 211

Fallbeispiele. 213

Fallbeispiel 1. 213

Diagnosen: HNO-Beschwerden, Sodbrennen,

Darmbeschwerden 213

Die Geschichte der Patientin 213

Die Behandlung 214

Nach der Behandlung. 221

Fallbeispiel 2. 222

Diagnose: Duodenalkarzinom. 222

Geschichte der Patientin. 222

Behandlung. 223

Eine neue Diagnose 225

Behandlung – Teil zwei 228

Nach der Behandlung. 229

Haben Sie den Mut, neue Wege zu gehen 230

Fallbeispiel 3. 231

Diagnosen: Burnout, Muskelschwund,

Cholesterinsenker, Histaminintoleranz, Depression. . . . 231

Die Geschichte des Patienten 232

Behandlung. 234

Gedankenmedizin für meinen Patienten 241

Ausblick 245

Anhang 251
   Bezugsquellen 251
   Literatur 252
   Anmerkungen 254

Vorwort

Wenn Sie in den Spiegel schauen, sehen Sie sich selbst als einen einzelnen Menschen. Oberflächlich betrachtet ist das richtig. Aber in Wirklichkeit sind Sie ein wundersames Konglomerat aus unglaublich vielen kleinen Organismen. Die genaue Anzahl zu bestimmen gestaltet sich schwierig wenn nicht gar unmöglich, die Schätzungen schwanken zwischen 10 und 100 Billionen. Sie bestehen also aus vielleicht 50.000.000.000.000 Zellen, das sind 50 Billionen hochorganisierter kleinster Einheiten! Und jede dieser Zellen ist ein winzig kleiner, eigenständiger Organismus. Wie Sie sich fühlen und wie fit Sie sind, hängt ganz wesentlich davon ab, wie sich Ihre Zellen fühlen und wie fit diese sind.

Jede Zelle braucht Energie, um ihre jeweilige Aufgabe zu erfüllen. Diese Energie muss in den Zellen selbst hergestellt werden. Daher enthält mit Ausnahme der roten Blutkörperchen jede Zelle in uns winzig kleine energieproduzierende Strukturen, die Mitochondrien genannt werden. Diese Mitochondrien sind die einzige Quelle der Energiegewinnung im menschlichen Körper. Die Energie wird in Molekülen gespeichert, die ebenfalls in den Mitochondrien hergestellt werden: in Adenosintriphosphat, kurz ATP. ATP ist der universell einsetzbare Energieträger, den der Körper zum Leben benötigt.

Die Mitochondrien sind in der Regel ziemlich hart im Nehmen, sie sind ganz schön widerstandsfähig und arbeiten für unseren Körper auch unter widrigen Umständen. Unter ungünstigen Bedingungen verlieren sie jedoch an Effektivität und produzieren weniger Energie. Das bedeutet für die vom Mangel an Energie betroffene Zelle, dass sie ihre spezifischen Aufgaben einfach nicht mehr richtig erfüllen kann. Die Zelle wird deshalb nicht gleich absterben, aber ihr fehlt es an Kraft, das zu tun, wofür sie zuständig ist. Sie arbeitet dann auf »Sparflamme«. Und genau das ist es, was Sie spüren können, wenn Ihre Mitochondrien schlecht funktionieren. Ihr Körper schaltet auf Sparflamme! Das kann sich in verschiedenen Symptomen und auch Krankheiten äußern:

- Sie sind nicht mehr so leistungsfähig, wie Sie es vorher gewohnt waren.
- Sie ermüden schneller.
- Sie brauchen länger, um sich zu regenerieren.
- Sie fühlen sich nach dem Schlafen nicht erholt.
- Ihr Magen reagiert empfindlich auf verschiedene Speisen.
- Sie vertragen Alkohol oder Kaffee nicht mehr.
- Ihre Verdauung ist unregelmäßig.
- Sie sind anfällig für Infekte.
- Sie leiden unter Kopfschmerzen und Migräne.
- Sie neigen zu Depressionen.
- Ihre Bauchspeicheldrüse funktioniert nicht richtig (Diabetes).
- Sie haben wechselhafte Schmerzen an Muskeln und Gelenken.
- Sie reagieren überempfindlich auf Nahrungsmittel, Duftstoffe u. a.
- Sie werden zunehmend vergesslich.
- Sie leiden an einer Autoimmunkrankheit.
- Sie sind an Krebs, Parkinson oder Alzheimer erkrankt.

All diese Symptome und Erkrankungen weisen auf eine Störung der Mitochondrienfunktion hin. Das Wunderbare ist nun, dass Sie selbst eine ganze Menge dafür tun können, um Ihren Mitochondrien wieder »auf die Beine« zu helfen.

In diesem Buch werde ich Ihnen genau erklären, was in den Mitochondrien abläuft. Ich werde Ihnen erklären, was die Mitochondrien brauchen, um wieder richtig gut funktionieren zu können. Ich werde Ihnen erklären, wie Sie sich selbst aus der Patsche helfen können. Sie werden von mir ein absolut alltagstaugliches Programm an die Hand bekommen, mit dem Sie Ihr Ziel, wieder leistungsfähig zu werden, in wenigen Monaten erreichen können.

Ich wünsche Ihnen viele ermutigende Erkenntnisse, viele Anregungen und viel Freude beim Lesen!

Ihre
Rosemarie Unshelm

Einleitung

Mitochondrien – die Quelle unserer Energie

Als Erstes stelle ich Ihnen einige interessante Mitbewohner vor, die einen großen Teil der Verantwortung für Ihre Lebensqualität tragen.

Es war vor wirklich langer Zeit. Es ist so lange her, dass es uns Menschen noch gar nicht gegeben hat. Aber unsere Forscher haben mit ihren wissenschaftlichen Methoden herausgefunden, dass vor unglaublich langer Zeit in den Tiefen des Ozeans eine sehr heiße und schwefelhaltige Quelle existierte. Dort unter Wasser gab es keinen Sauerstoff. Aber es gab schon ganz kleine Lebensformen. In der Tiefe des Ozeans sollen damals sogenannte Archaebakterien und Proteobakterien miteinander verschmolzen sein. Die Archaebakterien waren darauf spezialisiert, Glukose, also Zucker, für ihren Stoffwechsel zu nutzen, und die Proteobakterien waren in der Lage, Sauerstoff zu verarbeiten. Aus dem Zusammenschluss dieser beiden unterschiedlichen Lebensformen entstand eine neue Lebensform, die in der Lage war, sowohl Zucker als auch Sauerstoff als Energiequelle zu nutzen. Diese Lebensform sollte die Urform der Mitochondrien, die Basis der Energiequelle des Menschen werden.

In jedem Biologiebuch können Sie nachlesen, wie die Zelle aufgebaut ist. Da gibt es die Zellmembran, den Zellkern, die Mitochondrien und noch vieles mehr. Ich möchte Ihr Augenmerk auf die Mitochondrien lenken, denn diese haben eine ganz besondere Qualität. Die Mitochondrien sind von ihrem Ursprung her eigenständige Lebewesen. In jeder unserer Zellen sind zwi-

schen 500 und 10.000 Mitochondrien nachweisbar, in den Ei-
zellen soll es sogar 100.000 geben. Stellen Sie sich das einmal
vor! Sie sind nicht einfach nur ein Mensch mit Organen und
Blut und Haaren. Nein, Sie sind ein riesiger Lebensraum für
eine unendliche Anzahl kleinster Lebewesen. Denken Sie nur·
an Ihren Darm, an all die Bakterien, die in ihm wohnen und
arbeiten, denken Sie an Ihre Haut mit all den Bakterien, von
denen sie geschützt wird. Von denen haben Sie ja sicherlich
schon einiges gehört. Aber haben Sie gewusst, dass in jeder, in
wirklich jeder Ihrer Zellen – mit Ausnahme der roten Blutkörperchen – tausende dieser kleinen Lebensformen wohnen, die
Sie pausenlos mit Energie versorgen?

ATP – der Zündfunke für die Zellaktivität

Mitochondrien sind die Quelle unserer Energie. Sie sind es, die
aus den Nahrungsbestandteilen Energie liefern. Wenn Sie zum
Beispiel ein Käsebrot gegessen haben, dann haben Sie mit dem
Brot Kohlenhydrate und mit dem Käse Eiweiß und Fett zu sich
genommen. Diese Nahrungsmittel werden im Verdauungsprozess so lange aufgespalten, bis sie in ihre kleinsten Einheiten zerlegt sind. Übrig bleiben Zuckermoleküle, Fettsäuren und
Aminosäuren (Eiweißbausteine), aber auch Vitamine, Spurenelemente und Mineralstoffe, die in die Zellen eingeschleust
werden. Und dort wird gemeinsam mit Sauerstoff in den Mitochondrien Energie bereitgestellt, die dann für die Zelle als
Zündfunke für weitere Prozesse zur Verfügung steht. Dieses
Energieteilchen heißt ATP und ist in jeder Zelle, also in den
Zellen der Leber, des Auges, der Haut – einfach überall – universell einsetzbar. Der Prozess, mit dem das lebenswichtige
Energieteilchen ATP hergestellt wird, heißt »Atmungskette«
und ist sehr komplex und kompliziert. Im Wesentlichen werden

dabei die Elektronen, die in der Zelle aus den verschiedensten Nährstoffen gewonnen werden, auf Sauerstoff übertragen und geben ihre Energie ab, die letztlich im ATP-Molekül für wenige Sekunden konserviert wird.

Für die Funktion unserer Mitochondrien brauchen wir also Sauerstoff und eine ganze Reihe von Nährstoffen. Den Sauerstoff bekommen wir über unsere Atmung. Wir können nur wenige Minuten ohne Atmung überleben, denn Sauerstoffmangel bedeutet, dass in den Mitochondrien kein ATP mehr produziert werden kann. Da ATP nur für wenige Sekunden gespeichert werden kann und immer sofort verbraucht wird, können die Mitochondrien schnell kein ATP mehr bilden, wenn der Nachschub an Sauerstoff ausbleibt. Und ohne ATP fehlt der »Brennstoff« der Zelle – der Stoffwechsel bricht zusammen. Es ist wie wenn ein Kraftwerk aufgrund einer massiven Störung keinen Strom mehr produziert. In den Häusern, die ihren Strom von diesem Kraftwerk beziehen, gehen alle Lichter aus. Genauso verlöscht das Lebenslicht des Menschen, wenn die Mitochondrien kein ATP produzieren können.

Ein hocheffizientes System

Unser komplettes körperliches Befinden ist von unseren Mitochondrien abhängig. Sie sind der Garant für Wohlbefinden, Gesundheit, Leistungsfähigkeit – für unser Leben. Das ist der Grund, warum es so überaus bedeutsam ist, mehr über diese kleinen Freunde, die uns in unvorstellbarer Zahl tagein tagaus mit unserem Lebenslicht versorgen, zu erfahren. Es ist wichtig zu wissen, was sie brauchen, welche Zutaten sie – neben dem Sauerstoff – benötigen, damit sie ihre lebenspendende Aufgabe für uns erfüllen können. Ebenso müssen wir wissen, was ihnen nicht guttut, was sie beschädigt, was sie tötet.

Jeden Tag liefern uns diese kleinen Freunde so viel ATP, wie wir wiegen. Wenn Sie 70 Kilogramm wiegen, werden in Ihren Zellen also jeden Tag 70 Kilogramm ATP gebildet und dann im Stoffwechsel sofort wieder verbraucht. Der gerade hergestellte Vorrat ist bereits nach 5 Sekunden wieder verschwunden! Sie können sich vorstellen, dass jede Menge Zutaten benötigt werden, damit dieses Wunderwerk vollbracht werden kann. Steht auch nur eine dieser Zutaten nicht in ausreichender Menge zur Verfügung, ist die Effektivität der Atmungskette beeinträchtigt bzw. sie wird unterbrochen, und es wird wenig oder kein ATP produziert.

Ihr Körper ist von Natur aus in der Lage, alle notwendigen Substanzen aus Ihrer Ernährung und Ihrer Atmung zu schöpfen, damit die Mitochondrien alles haben, was sie für ihre ununterbrochene Tätigkeit benötigen. Ebenso ist der Abtransport der anfallenden Abfälle und Giftstoffe durch ein ausgeklügeltes Transport-, Reinigungs- und Entgiftungssystem perfekt gewährleistet. Das Stichwort ist von »Natur« aus: Wenn Sie Ihrer Natur entsprechende Umweltbedingungen antreffen, wenn Sie sich Ihrer Natur entsprechend verhalten, wenn Sie sich Ihrer Natur entsprechend ernähren, dann können Sie ein langes, gesundes Leben führen.

Gestörter Lebensraum – gestörte Mitochondrienfunktion

Jedoch ist unser Lebensraum einfach nicht mehr optimal dafür geeignet, die menschliche Gesundheit problemlos gewährleisten zu können. Unsere Mitochondrien sind heutzutage massiv gefordert und oft deutlich überfordert. Dazu trägt nicht nur die Umwelt ihren Teil bei. Auch die Qualität der Nahrungsmittel, die Sie zu sich nehmen, sowie die physische und psychische Überlastung Ihres Organismus führen dazu, dass die Mitochondrien nicht mehr reibungslos arbeiten können, was eine Störung der Energiegewinnung bedeutet. Und ohne ausreichend Energie kann kein Stoffwechselprozess perfekt funktionieren. Das macht sich in Form von zahlreichen Störungen bemerkbar – von Befindlichkeitsstörungen über Allergien und Schmerzen bis zu chronischen Krankheiten.

Ist die perfekte Funktion Ihrer Mitochondrien gestört, führt das immer zu Störungen im Körper. Deshalb ist es absolut sinnvoll, sich um diese kleinen Freunde gut zu kümmern und dafür zu sorgen, dass sie für ihre Arbeit möglichst optimale Bedingungen vorfinden.

Leider macht es uns das moderne Leben nicht leicht, wirklich gut für uns zu sorgen. Es ist überhaupt keine Selbstverständlichkeit, dass uns gesunde Nahrungsmittel, sauberes Wasser, reine Luft und genügend Zeit zur Regeneration zur Verfügung stehen. Das Gegenteil ist der Fall. Wir leben in einem Umfeld, das nicht unserer Natur entspricht – obwohl wir alles haben, was das Herz begehrt, und noch viel mehr. Ich wünsche mir sehr, dass sich an unserem Umgang mit der Welt ganz viel ändert, damit unser wunderbarer Planet für uns eine zuverlässige Basis bieten kann. Doch das ist hier nicht mein Thema.

Ihr Weg zu Gesundheit, Leistungsfähigkeit und Wohlbefinden

Jetzt ist es mir wichtig, Ihnen zu zeigen, wie Sie trotz der widrigen Umstände, die Sie und mich alltäglich begleiten, trotz dieser unwirtlichen Bedingungen unserer eigentlich so wundervollen Welt, Ihren Weg zurück zu Ihrer verlorenen Gesundheit und Leistungsfähigkeit finden. Ich zeige Ihnen, wie Sie sich diesem Dschungel von krank machenden, vergiftenden und erschöpfenden Faktoren entziehen können. Ich kann Ihnen dabei helfen, Klarheit zu erlangen. Klarheit darüber, was Ihnen schadet, was Ihre Kraft kostet, was Ihre Mitochondrien absterben lässt. Wenn Sie wissen, mit welchen ganz praktischen Veränderungen Sie für sich selbst sorgen können, dann finden Sie den Weg zurück zu Ihrer Gesundheit, zurück zu Ihrer Leistungsfähigkeit, zurück zu Ihrem Wohlbefinden.

Die sechs Schritte in die Kraft

In den folgenden Kapiteln beschreibe ich die sechs Schritte, die Sie langfristig aus der Erschöpfung in die Kraft führen.

Schritt 1: Gedankenmedizin – die Basis

Die Gedankenmedizin ist die Grundlage für die weiteren Schritte. Ihre Gedanken habe eine enorme Kraft, Sie wirken sich direkt auf Ihren Körper, Ihre Zellen aus. Sie können dieses Werkzeug für Ihren Weg zu Gesundheit und Wohlbefinden nutzen.

Nehmen Sie jeden Tag Ihre Gedankenmedizin ein. Das heißt, steuern Sie Ihre Gedanken, denken Sie positiv, um sich zu bestärken und nicht zu schwächen. Denken Sie immer wieder ganz bewusst, dass Sie für sich und Ihre Mitochondrien nur das Beste wollen. Nutzen Sie die Magie, indem Sie Ihren Gedanken mit dem positiven Gefühl kombinieren. Diese Kombination von positivem Gedanken und sicherem Gefühl, dass dieser Gedanke richtig ist, ist es, die Ihnen den sicheren Weg in die Regeneration weist.

Schritt 2: Ernährung – das Richtige essen

Damit die Mitochondrien erfolgreich ihre Arbeit verrichten können, brauchen Sie gesunde, natürliche Nährstoffe. Die Nahrungsmittel, die Sie heute vor allem konsumieren, sind jedoch meist industriell verarbeitet und enthalten viele Stoffe, die Gift für Ihren Körper sind und Ihre Mitochondrien lahmlegen.

Stellen Sie Ihre Ernährung um auf eine frische, natürliche, möglichst wenig verarbeitete Kost. »Superfutter« für Ihre Mitochondrien enthält sämtliche Nährstoffe und Substanzen, die sie brauchen, um optimal zu funktionieren.

Schritt 3: Verdauung – den Darm entlasten

Nur wenn Ihr Verdauungssystem gut funktioniert, kann die Nahrung komplett aufgespalten werden und alle Nährstoffe können in ausreichender Menge ins Blut und damit zu Ihren Mitochondrien gelangen.

Schaffen Sie die Voraussetzungen für eine gute Verdauung. Das ist zum einen die Ernährung mit frischen und verdauungsfreundlichen Nahrungsmitteln, zum anderen eine gesunde Darmflora. Sorgen Sie dafür, dass Ihr Darm von Schlacken und Ablagerungen befreit wird, das funktioniert am besten mit einigen Fastentagen.

Schritt 4: Entgiften – den Körper über die Leber entgiften

Mit dem, was Sie essen und trinken, mit Medikamenten und aus der Umwelt nehmen Sie die verschiedensten Giftstoffe auf. In Ihrer Leber werden Giftstoffe verarbeitet und ausgeschieden, damit sie Ihrem Körper und Ihren Mitochondrien keinen Schaden zufügen können.

Sorgen Sie dafür, dass in Zukunft möglichst wenig Giftstoffe in Ihren Körper gelangen, unterstützen Sie Ihre Leber, dass sie ihre Arbeit so gut wie möglich erledigen kann. Das gelingt zum Beispiel mit einer natürlichen Ernährung, die alle notwendigen Substanzen, Vitalstoffe und Nährstoffe bereitstellt, die die Leber benötigt. Nicht zuletzt befördern Sie die Entgiftungsleistung

Ihrer Organe mit regelmäßigen Einläufen, Entlastungstagen und Basenbädern.

Schritt 5: Bewegung – die Mitochondrien aktivieren und vermehren

Gut funktionierende Mitochondrien sorgen für Energie, und je mehr Mitochondrien perfekte Arbeit für Sie leisten, umso agiler fühlen Sie sich. Trägheit, Bewegungsmangel und Stress stören gravierend die Regenerationsfähigkeit Ihres Körpers.

Wenn Sie sich bewegen, werden Mitochondrien nicht nur aktiviert, sie vermehren sich auch. Bringen Sie Ihren Stoffwechsel also mindestens alle zwei Tage für eine halbe Stunde auf Trab. Sie müssen sich nicht auspowern, aber Ihr Puls sollte deutlich erhöht sein.

Schritt 6: Gedankenmedizin im Alltag anwenden

Der Kreis schließt sich: Die positiven Gedanken, kombiniert mit dem sicheren Gefühl in Ihrem Herzen, dass Ihre Bemühungen von Erfolg gekrönt werden, haben Sie dabei unterstützt, die Schritte aus der Erschöpfung in die Kraft zu gehen. Diese Gedankenmedizin können Sie im Alltag vielfältig einsetzen.

Ob Sie Stress bei der Arbeit haben, unzufrieden mit einer Beziehung sind oder Geldsorgen haben – mit der Gedankenmedizin können Sie mit schwierigen und unangenehmen Situationen besser umgehen. Sie können einen neuen Blickwinkel einnehmen, sich aus negativen Spiralen befreien.

Lassen Sie sich Zeit

Die Gedankenmedizin ist die Grundlage für Ihren Weg. Sie lernen sie im ersten Schritt kennen und sie wird Sie über die folgenden Schritte begleiten.

Sie müssen die sechs Schritte nicht in sechs Wochen durchziehen, das wäre auch gar nicht möglich. Lassen Sie sich Zeit.
Stress ist kontraproduktiv. Schritt eins ist mir wichtig, damit
fangen Sie an, um die Basis zu schaffen. Dann befassen Sie sich
mit Schritte zwei, der Ernährung. Hier gibt es viel zu erfahren
und auszuprobieren. Schritt drei und vier bauen dann darauf
auf, für diese Schritte brauchen Sie ebenfalls etwas Zeit. Sie und
Ihr Körper müssen sich umgewöhnen. Hingegen können Sie
Schritt fünf und sechs sofort umsetzen, um einen Umschwung
in Ihrem Wohlbefinden zu erreichen.

Fangen Sie einfach an

Unsere Gesellschaft bietet eine riesige Palette an Annehmlichkeiten, die Ihnen Ihr Leben bequemer machen, es reizvoller ge-
stalten, Ihre Gaumenfreuden allzeit und preisgünstig bedienen.
Doch diese Annehmlichkeiten haben ihren Preis. Sie zahlen
nicht in barer Münze, sondern mit Ihrer nachlassenden Kraft,
mit dem schleichenden Verfall Ihrer Gesundheit und der
schwindenden Leistungsfähigkeit.

Vielleicht bekommen Sie gerade eine Ahnung davon, dass Sie
auf diesem Weg einige Dinge in Ihrem Leben ändern müssen.
Dass Sie einige Ihrer liebgewordenen Gewohnheiten ablegen
müssen und sich neu orientieren werden. Vielleicht wollen Sie
dieses Buch nun doch lieber wieder zur Seite legen. Lesen Sie
trotzdem weiter! Sie werden sich wundern, wie leicht es ist, sich
auf diesen neuen Weg zu begeben. Auch wenn Sie ein Genuss-
mensch sind, werden Sie mit Sicherheit nicht zu kurz kommen.
Ganz im Gegenteil. Genuss – sei es geschmacklicher oder körperlicher Art – wird erst zum echten Genuss, wenn Sie fit und
gesund sind. Dann erst können Sie wieder richtig und lustvoll
genießen. Dann sind die alten, liebgewordenen Gewohnheiten,

die Sie auf Ihrem Weg in die Erschöpfung begleitet und diesen beschleunigt haben, schnell durch gesunde Spezereien ersetzt – ohne jegliche Verzichtsgefühle.

Mein Ziel ist es, Ihnen dabei zu helfen, dass Sie wieder leistungsfähig werden, dass Sie gesünder und glücklicher werden. Ich bin mir ganz sicher, dass sich die Umstellung und der damit verbundene vorübergehende Aufwand für Sie lohnt. Und dieser Lohn ist die deutliche Verbesserung Ihrer Leistungsfähigkeit und Ihrer Gesundheit, Ihres gesamten Wohlbefindens.

Gedankenmedizin

Bevor ich Ihnen mehr über dieses wunderbar funktionierende, absolut alltagstaugliche Programm zu Ihrer Regeneration erzähle, möchte ich eine sehr wichtige Erkenntnis mit Ihnen teilen. Diese Erkenntnis lautet: **Ihr Gedanke ist das effektvollste Werkzeug, das Ihnen das Universum zur Verfügung gestellt hat**. Sie können Ihre Gedanken als Medizin benutzen.

Die Macht der Gedanken

Wie bitte, Medizin aus Gedanken? Diese Idee mag Ihnen erst einmal wirklich seltsam erscheinen. Denn Gedanken haben wir ja mehr als genug, und mit den bisherigen Gedanken sind Sie in den Zustand geraten, in dem Sie sich jetzt befinden. Aber ich kann Ihnen versichern, dass die Qualität Ihrer Gedanken und die damit verbundenen Gefühle und Überzeugungen einen größeren Einfluss auf Ihre Gesundheit und Leistungsfähigkeit haben, als Sie es sich bisher vorstellen konnten.

Nehmen wir an, Sie sitzen friedlich im Café und genießen den freien Nachmittag. Plötzlich denken Sie an die unverschämt hohe Rechnung, die Ihnen gestern zugestellt wurde. Sofort reagiert Ihr ganzer Körper mit Stress: Der Puls beschleunigt sich, der Blutdruck steigt, Sie bekommen vielleicht feuchte, kalte Hände, Ihr Magen zieht sich zusammen, und der Kaffee schmeckt nicht mehr. In Gedanken führen Sie ein aufgeregtes Gespräch mit dem Rechnungssteller.

Was ist da passiert? Obwohl Sie im Café sitzen, streiten Sie in Gedanken mit jemandem, und statt den Nachmittag zu genießen, sind Sie plötzlich voller Spannung. Sie erleben gerade die unglaubliche Macht Ihrer Gedanken. Ein einziger kleiner Gedanke reicht aus, um Sie komplett aus dem Lot zu bringen und in Ihnen eine massive Stressreaktion hervorzurufen. Unsere Gehirnzellen sind darauf spezialisiert, aufgrund eines solchen kleinen Gedankenimpulses eine ganze Kaskade von Prozessen in Gang zu setzen. Die Nebenniere schüttet sofort Stresshormone aus und überschwemmt Ihr Blut damit. Sie baden faktisch in einem Stresscocktail. Stress kostet den Körper extrem viel Energie, denn er wird in höchste Alarmbereitschaft versetzt und stellt alle Körperfunktionen auf diese bedrohliche Situation ein: Das Herz beginnt zu rasen, Sie atmen rascher, Hände und Füße beginnen zu schwitzen, der Blutdruck steigt. Der Körper macht sich bereit zum Angriff oder zur Flucht. Wohlgemerkt: Den Impuls für diese gravierende Reaktion des gesamten Körpers gab lediglich ein Gedanke – mehr nicht!

Und genauso wie ein negativer Gedanke eine massive Reaktion Ihres Körpers auslöst, so kann das auch ein positiver Gedanke, nur setzt er andere Prozesse in Gang. Wenn Sie an etwas sehr Schönes denken, an etwas, das Sie lieben, das Ihnen große Freude bereitet, fühlen Sie sich wohl, lächeln unwillkürlich, sind entspannt, vielleicht auch freudig erregt.

Wunderwerk Zelle

Diese Vorgänge in unserem Körper sind allseits bekannt. Wie jedoch kann man sich das vorstellen, dass ein Gedanke Medizin sein kann? Und nicht nur Medizin, sondern sogar eine sehr wirkungsvolle, starke Medizin, stärker als ein Antibiotikum oder ein Antidepressivum?

Um Ihnen das verständlich zu machen, mache ich mit Ihnen einen kleinen Ausflug in die Zellbiologie. Im Biologieunterricht haben wir gelernt, dass die Zelle einen Zellkern besitzt, in dem das Erbgut, die DNA untergebracht ist. Dann gibt es noch die Zellorganellen mit unterschiedlichen Funktionen. Und all das schwimmt in einer Art Flüssigkeit, dem Zellplasma. Umhüllt ist die Zelle von einer Membran, die sie von den anderen Zellen abtrennt. Durch diese Membran können Substanzen von außen in die Zelle hinein- und von innen aus der Zelle hinausgelangen.

Die Besonderheit der Zellmembran

Allerdings wussten wir bisher noch nicht, dass die Zellmembran ein ganz exquisites Organ ist. Denn ganz besondere Proteine machen aus ihr ein wahres Wunderwerk. Diese Proteine sind aus Aminosäuren, also Eiweißbausteinen zusammengesetzte Ketten, die sich in der Zellmembran befinden. Sie werden integrale Membranproteine (IMP) genannt. IMPs sind die Sinnesorgane der Zellen, Sie können sie mit Ihren Augen, Ihrer Nase, Ihren Ohren und Geschmacksknospen vergleichen[1]. Sie funktionieren wie Antennen, die auf ganz bestimmte Signale ausgerichtet sind. So sind sie in der Lage, auf chemische Substanzen zu reagieren, wie zum Beispiel auf das Adrenalin. Wenn ein IMP eine Andockstelle für Adrenalin hat und das Adrenalinmolekül sich in der Nähe befindet, koppelt es sofort an das IMP an, so wie eine Stecknadel unweigerlich von einem Magneten angezogen wird.

Aber die IMPs reagieren nicht nur auf chemische Substanzen, sondern auch auf Schwingungen wie zum Beispiel Licht oder Klang oder Radiowellen. Und sie reagieren auf Gedanken. Das funktioniert über Resonanz, das heißt, wenn eine bestimmte äußere Schwingung und die Schwingung der Antenne des IMP zueinanderpassen, dann verändert das IMP seine Form. Es wirkt dann wie ein Hebel, der sich neigt und dabei quasi einen Schalter betätigt. So wird in der Zelle etwas ein- oder ausgeschaltet. Jeder Gedanke ist eine Schwingung und hat eine bestimmte Frequenz. Die Frequenz ist abhängig von der Qualität des Gedankens. Ein negativer Gedanke hat eine andere Frequenz als ein positiver oder ein neutraler Gedanke.

Ihr Gedanke an die überhöhte Rechnung erreicht also die Antennen der entsprechenden IMPs in einem bestimmten Bereich Ihres Gehirns. Und diese Gehirnzellen sorgen sofort für die Ausschüttung des Hormons, das an die IMPs in Ihren Nebennieren andockt und dort das Stresshormon Adrenalin freisetzt. Darauf reagieren sofort alle Zellen im Körper, deren »Geschmacksknospen« das Adrenalin »schmecken« können. Und weil diese IMPs in den Zellen des Herzens, der Muskulatur, der Blutgefäße, des Darms usw. sitzen, kommt es zu dieser, den ganzen Körper beeinflussenden Reaktion. Das ist der Grund dafür, warum der Gedanke an die hohe Rechnung in einem Bruchteil einer Sekunde eine so heftige und umfassende körperliche Reaktion auslöst.

Wie sich Stress auf den Körper auswirkt

Ein Gedanke hat also dazu geführt, dass Sie Ihren freien Nachmittag nicht mehr genießen konnten, sich nicht entspannen konnten. Er hat die Kampf-oder-Flucht-Reaktion aktiviert und sämtliche Zellen, Ihr kompletter Organismus, hat ein Bad in dem Stresscocktail genommen. Na und, mögen Sie jetzt sagen, das geht doch auch wieder vorbei, das ist doch nur eine lächerliche Kleinigkeit. Damit wird der Körper locker fertig.

Sie täuschen sich. Dieser Stresscocktail hat ganz gravierende Auswirkungen auf das Wohlbefinden Ihrer Zellen.

Wenn die Adrenalin-Sirene losgeht, ziehen sich die Blutgefäße in Ihrem Darm zusammen, um die maximale Durchblutung für Arme und Beine sicherzustellen. Schließlich geht es um Kampf oder Flucht, da werden Arme und Beine benötigt, um Sie aus der Gefahrenzone zu bringen. Für Ihre Eingeweide bedeutet das, dass ihnen der »Saft abgedreht« wird, sie stellen vorübergehend ihre Arbeit der Aufnahme und Ausscheidung von Nährstoffen ein. Nun ist aber ausgerechnet das Verdauungssystem die Voraussetzung für das Wachstum und Gedeihen all Ihrer Zellen und damit Ihres Körpers. Wird die Funktion des Verdauungssystems immer wieder durch neue Stressreize heruntergefahren, geht das auf Kosten Ihrer Regeneration und damit Ihrer Vitalität.

Aber nicht nur das Verdauungssystem wird durch Adrenalin vorübergehend außer Kraft gesetzt. Ein weiterer Angriffspunkt ist Ihr Immunsystem, das durch Adrenalin lahmgelegt wird. Das Immunsystem ist zuständig für die Abwehr von Bakterien, Viren, Tumorzellen und noch vielen anderen Dingen mehr. Wenn Sie einen Schnupfen bekommen, verbraucht Ihr Immunsystem bei der Abwehr dieser Schnupfenviren viel Energie. Sie haben es sicher oft genug erlebt, wie schlapp Sie sich fühlen, wenn Sie erkältet sind. Da die Kampf-oder-Flucht-Reaktion für das Überleben wichtiger ist als die Bekämpfung eines Infektes, wird das Immunsystem im Moment der Stresssituation sofort heruntergefahren, um mehr Energie für die Muskeln bereitstellen zu können. Stress führt also auch dazu, dass Ihr Immunsystem nicht mehr optimal funktioniert. Sie werden anfällig für Infekte und andere Krankheiten.

Hinzu kommt noch, dass Adrenalin die Blutgefäße im Vorderhirn verengt und damit dessen Aktivität reduziert. Das Frontalhirn ist zuständig für das bewusste Handeln, für die Kreativität. Bei einer verminderten Durchblutung wird die Funktionsfähigkeit dieses Zentrums des bewussten, willentlichen Handelns gedrosselt oder sogar ganz unterdrückt[2]. Dies bedeutet, dass das Gehirn im Stressmodus von seinen uralten Reflexen gesteuert wird. Die kreative Flexibilität, das bewusste und willentliche Handeln sind massiv eingeschränkt.

Chronischer Stress macht krank

Ich fasse zusammen: Der stressauslösende Gedanke verursacht in Ihrem Körper die Ausschüttung eines Chemiecocktails, der die Arbeit Ihres Verdauungssystems zurückfährt, wodurch die Zellen nicht mehr ausreichend mit Nährstoffen versorgt werden können. Ihr Immunsystem wird geschwächt, und zugleich wird Ihr klares Denken beeinträchtigt.

Wenn Sie nur ab und an eine solche Stressreaktion erleben, ist das nicht weiter dramatisch. Aber überlegen Sie einmal, wie oft Sie sich tagein tagaus mit unerfreulichen Gedanken, mit Sorgen, Befürchtungen, Vermutungen und Ängsten beschäftigen. Ständig gibt es etwas im Leben, das einen ärgert, stört, erschreckt, einem Angst macht. Sie ärgern sich darüber, dass es schon wieder so unordentlich ist, dass der Mülleimer nicht rausgestellt wurde, der Nachbar wieder falsch parkt, die Ampel schon wieder rot ist. Die erschreckenden Berichte in den Nachrichten oder die Sorge um den eigenen körperlichen Zustand, eine unerfreuliche Diagnose oder die Sorge um liebe Angehörige tragen mit dazu bei, dass ständig Stresshormone freigesetzt werden. So kommt Ihr Körper in einen chronischen Stresszustand. Das ist auf Dauer absolut ungesund und erschöpft Ihre Reserven. Beinahe jede Zivilisationskrankheit wird mit chronischem Stress in Verbindung gebracht[3].

Sie haben es in der Hand

Ich möchte, dass Sie verstehen, dass die Quelle Ihres Unbehagens, Ihrer stresserzeugenden Gedanken in Ihnen selbst liegt. Das mag Ihnen vielleicht nicht gefallen, denn Sie sind es wahrscheinlich gewohnt, die Ursache Ihres Unbehagens außerhalb zu suchen. Es sind immer die anderen, die etwas tun, das in Ihnen diese Reaktion auslöst. Was können Sie dafür, dass jemand eine zu hohe Rechnung schreibt? Sie regen sich vollkommen zu Recht darüber auf – oder? Diese Einstellung ist ganz normal – so machen Sie es, so machen es die andern. Das hilft Ihnen aber nicht weiter. Wenn wir die Gedanken als Medizin einsetzen, können wir den Körper in einen Zustand bringen, in dem er wachsen und gedeihen kann, in dem Wohlbefinden und Gesundheit zu seiner selbstverständlichen Alltagserfahrung wird.

Schutz oder Wachstum

Die Evolution hat uns mit vielen Überlebensmechanismen ausgestattet. Sie lassen sich grob in zwei Kategorien unterteilen[4]: Schutz und Wachstum. Die Schutzfunktion haben Sie gerade kennengelernt. Sie mobilisiert alle Kräfte, die zum Überleben notwendig sind. Die Wachstumsfunktion ist für jeden Menschen – auch für den Erwachsenen – überlebenswichtig. Denken Sie nur einmal an Ihre Darmschleimhaut. Alle drei Tage werden alle Darmschleimhautzellen ausgetauscht. Im ganzen Körper nutzen sich jeden Tag Milliarden von Zellen ab, die beständig ersetzt werden müssen. Und dazu wird eine Menge Energie benötigt. Wenn aufgrund des chronischen Stresses die Energie in die Schutzfunktion, also die Kampf-oder-Flucht-Reaktion umgeleitet wird, geht das immer auf Kosten des Wachstums. Je länger die Schutzfunktion aufrechterhalten wird, umso weniger Energie steht Ihnen für die Erhaltung Ihrer Gesundheit, Ihrer Regeneration zur Verfügung.

Der Glückscocktail

Aber wie können Sie Ihr Energiesystem so umpolen, dass Wachstum und Regeneration möglich werden? Wie können Sie diesem Teufelskreis entgehen, der tagtäglich abläuft? Die Antwort ist einfach: Sie brauchen ein anderes Bad für Ihre Zellen. Anstelle in dem Stresscocktail sollen die Zellen in einem Glückscocktail baden, der Ihre Regeneration und damit Ihre Gesundheit ermöglicht.

Wie Sie einen solchen Cocktail zubereiten? Sie brauchen dazu ein Gefäß und ein paar Zutaten.

- Das Gefäß ist **Ihre Wahl**.
- Die Zutaten sind **Ihre Gedanken, Ihre Worte** und **Ihre Taten**.

Ihre Wahl

Es ist Ihre bewusste Wahl, es ist Ihre Entscheidung, jetzt etwas anders zu machen. Sie haben die geniale Möglichkeit zu wählen! Sie können den Gedanken auswählen, dem Sie Raum geben. Es ist allein Ihre Entscheidung, ob Sie dem Gedanken folgen, dass dieser unverschämte Handwerker Ihnen eine solche Rechnung schreibt, dass Sie ihm die Meinung sagen werden, dass Sie sich innerlich bereits auf den Streit mit ihm einlassen. Spüren Sie schon, wie es sich in Ihrem Bauch ein wenig zusammenkrampft?

Oder Sie entscheiden sich, jetzt einen anderen Gedanken zu wählen. Sie haben die Macht, Gedanken zu wählen und ihnen Raum zu geben. Sie selbst bestimmen, welchem Gedanken Sie folgen. Mit der Auswahl, ja – mit der willkürlichen Wahl – stellen Sie sich selbst Ihr Gefäß für Ihren Glückscocktail zur Verfügung.

Wenn Ihr Gefäß bereitsteht, benötigen Sie drei Zutaten, die Ihnen jederzeit in ausreichendem Maße zur Verfügung stehen. Ihre erste Zutat ist der Gedanke, den Sie bewusst auswählen.

Ihr Gedanke

Sie könnten zum Beispiel den Gedanken wählen, die überhöhte Rechnung als »interessant« zu betrachten. Allein wenn Sie die Situation vom Standpunkt »wie interessant« betrachten, werden Sie merken, wie deutlich entspannter Sie darauf reagieren. Der Bauch wird gleich ein bisschen lockerer, die Stimmung gleich ein bisschen gelassener. Probieren Sie es am besten direkt aus. Ich bin sicher, dass es irgendetwas in Ihrem Leben gibt, das in Ihnen ein unbehagliches Gefühl verursacht, wenn Sie jetzt, in diesem Moment daran denken. Stellen Sie sich vor, wie Sie innerlich einen Schritt zur Seite treten und denken: »Wie interessant.« Tun Sie das! Und jetzt fühlen Sie in sich hinein, was dieser neue Gedanke mit Ihrem Bauchgefühl anstellt. Sind Sie jetzt ein bisschen gelassener? Wahrscheinlich fühlt sich Ihr Bauch anders an.

Es ist so, als wären Sie einen Schritt zur Seite gegangen und würden die Situation, an die Sie gerade gedacht haben, aus einer etwas veränderten Blickrichtung anschauen. Eine Richtung, die Ihnen einen besseren Überblick verschafft. Ich vermute, dass Sie sich sofort ein bisschen leichter fühlen. Das funktioniert so blitzartig, dass Sie sich wahrscheinlich darüber wundern. Verursacht wird dies von Ihrem Frontalhirn, das äußerst sensibel reagiert. Es wird bei der kleinsten spürbaren Entspannung sofort besser durchblutet und kehrt zu seiner Funktion zurück. Sie können sofort ein bisschen kreativer werden. Der durch die stressigen Gedanken blockierte Geist steht Ihnen augenblicklich wieder zur Verfügung.

Jeder Gedanke, der Ihr Gefühl zu einer Situation leichter macht, hilft Ihnen bei der Zubereitung Ihres Glückscocktails. Die Wahl, Ihre bewusste Entscheidung, ist das Gefäß. Ihr Gedanke, Ihr ganz bewusst ausgewählter Gedanke, der Ihnen ein leichteres Gefühl in Ihrem Bauch schenkt, ist die erste Zutat. Die zweite Zutat ist das Wort.

Ihre Worte

Auch die Worte, die Sie wählen, die Sie aussprechen, sind von allergrößter Wichtigkeit. Wenn Sie zum Beispiel der Nachbarin von dieser unverschämten Rechnung berichten, sind Sie sofort wieder in Ihrem Stresscocktail. Durch das, was Sie ausspre-chen, erleben Sie in Ihrem Kopf dieselbe stressauslösende Ge-schichte – obwohl Sie gerade bei Ihrer Nachbarin in der Sonne stehen und um Sie herum die Vögel zwitschern.

Wenn Sie jetzt Ihre Wahl treffen und einen neuen Gedanken zu dieser Geschichte auswählen, wenn Sie sich an »wie interes-sant« erinnern, nehmen Sie gefühlsmäßig sofort einen anderen Standpunkt ein. Vom Standpunkt »wie interessant« aus werden Sie auf einmal eine ganz andere Geschichte erzählen. Sie kön-nen dank Ihrer wiedereinsetzenden Kreativität zum Beispiel auf die Idee kommen, dass der Handwerker sich geirrt hat und dass Sie ihn einfach fragen werden, was los ist.

Sobald Sie diese neue Geschichte erzählen, fühlt sich Ihr Bauch schon nicht mehr so angespannt an. Sie haben einen an-deren Gedanken gewählt und erzählen eine andere Geschichte über die Situation. Sie wählen jetzt bewusst andere Worte. Und damit sorgen Sie selbst dafür, dass Sie nicht mehr so gestresst sind, wie Sie es mit Ihren ursprünglichen negativen Gedanken waren. Mit Ihrem Urteil, die Rechnung sei eine Unverschämt-heit gewesen. Nun fehlt nur noch die dritte Zutat für Ihren Glückscocktail, und das ist Ihre Tat.

Ihre Tat

Was tun Sie, um die Angelegenheit zu klären? Sie haben jetzt schon die besten Voraussetzungen dafür geschaffen, dass Sie kreativ mit der Situation umgehen können. Da Sie jetzt nicht mehr in dem Stresscocktail baden, ist auch der Anteil Ihres Ge-hirns, der für Ihre klare Entscheidung zuständig ist, gut durch-blutet und aktiv. Und so können Sie besonnen handeln und der ganzen Situation die Schärfe nehmen. Sie selbst haben es in der

Hand oder genauer gesagt im Kopf und auch im Bauch, ob Sie dem ersten Impuls, der aus dem stressenden Gedanken entstand, nachgehen, oder ob Sie einen anderen Weg wählen. Den Weg, sich selbst eigenverantwortlich aus der Misere herauszuführen.

Sie sind jetzt in der Lage, ohne Wut und Angst im Bauch zum Telefonhörer zu greifen und ein freundliches, klärendes Gespräch mit dem Handwerker zu suchen. Allein dadurch, dass Sie am Telefon nicht gleich lospoltern und sich aufregen, bringen Sie das Gespräch in eine völlig andere Richtung. Sie machen es Ihrem Gegenüber leichter, einen eventuell übersehenen Fehler einzugestehen. Sie geben den Ton an. Es steht in Ihrer Macht, den Verlauf des Gesprächs zu steuern.

Im Glückscocktail baden

Allein durch Ihre bewusste Entscheidung, eine unangenehme Situation nicht sofort als Katastrophe zu akzeptieren, sondern die machtvollen Werkzeuge Gedanke, Wort und Tat in Ihrem Sinne einzusetzen, verändern Sie die Zusammensetzung des Cocktails, in dem Ihr Körper badet. Und in Ihrem Sinne ist es, dass Sie glücklich und zufrieden sind. Denn nur dann werden in Ihrem Körper die Botenstoffe freigesetzt, die Ihren Zellen Wachstum und Regeneration ermöglichen. Dies ist die unverzichtbare Voraussetzung für Ihren Weg zur Vitalität und Gesundheit.

Die Gedanken neu programmieren

Ihnen ist klar geworden, dass nichts anderes, wirklich überhaupt nichts anderes als Ihr vollkommen unbewusst entstandener Gedanke schuld daran ist, dass Sie gerade jetzt in diesem Moment schlechte Laune haben, dass Sie gestresst sind. Nun wollen Sie ausprobieren, wie Sie die Qualität Ihrer alltäglichen Erfahrungen selbst in die Hand nehmen können – Sie möchten in Zukunft immer wieder für sich selbst einen Glückscocktail produzieren. Dafür brauchen Sie ein spezielles Training. Sie müssen die automatischen Abläufe in Ihrem Gehirn neu programmieren.

Ihr altes Programm läuft automatisch ab. Es läuft automatisch in Richtung Aufregung, Wut, Empörung, Abwehr und Stress. Die Umprogrammierung geht über die bewusste Entscheidung, einen anderen Weg einzuschlagen. Das geht nicht von selbst. Das müssen Sie richtig üben, täglich trainieren. Ich werde Ihnen zeigen, wie diese Umprogrammierung funktioniert, wie Sie tagtäglich Ihre Gedanken neu ausrichten können, um Ihren Hormoncocktail so zuzubereiten, dass Regeneration möglich wird.

Der Fokus liegt meist auf dem Negativen

Sehr viele Menschen werden von Anbeginn ihres Lebens auf das Negative konditioniert. Sie erfahren als Kinder, dass sie mangelhaft sind, dass sie etwas nicht können, dass sie etwas nicht gut machen, dass sie noch zu klein sind und die Großen es besser können. In der Regel überwiegt die Kritik das Lob. In der Schule wird die Leistung mit dem Augenmerk auf die Fehler bewertet. Aus 160 Worten werden die 10 Worte herausgepickt, die falsch waren, und dafür gibt es eine Note. So verankert sich in fast jedem Menschen bereits in frühester Kindheit, dass er nicht gut genug ist. Das macht traurig, ängstlich, sorgenvoll und unsicher, was die eigene Persönlichkeit betrifft.

Wenn Sie älter werden, werden Sie beständig mit negativen Informationen konfrontiert. Die täglichen Nachrichten informieren über Katastrophen, Unglück, Krieg und Terror. Durch die modernen Medien werden Sie blitzschnell über die neuesten Abscheulichkeiten informiert, sobald Sie den Computer oder das Smartphone einschalten. Dass über die Welt und ihre Bewohner unendlich viele wundervolle Dinge zu berichten sind, wird vollkommen übergangen. Das Negative ist es, worauf das Augenmerk liegt. Das Negative ist es, was berichtenswert erscheint. Fragt Ihre Nachbarin: »Wie war es im Urlaub?«, dann antworten Sie: »Es war ganz schön, aber …« Und dann schildern Sie ausführlich, was alles nicht in Ordnung gewesen ist. Der Fokus Ihrer Gedanken und damit auch Ihrer Gefühle liegt tagein tagaus auf dem Negativen.

So bekommen Sie Macht über Ihre Gedanken

In einem Teil Ihres Gehirns sind all Ihre Erinnerungen und Erfahrungen gespeichert. Auf dieser Basis treffen Sie Entscheidungen, reagieren auf Situationen und entwickeln Emotionen. Und weil Sie den überwiegenden Teil Ihres Lebens mit negativen Gefühlen umgehen, sind die neurologischen Verbindungen zwischen Gedanken und unangenehmen Gefühlen stark ausgeprägt. Sie sind wie ausgetretene Pfade, funktionieren in Blitzesschnelle. Die negativen Gefühle haben die Oberhand in Ihrer Gefühlswelt, auch neue Situationen werden eher negativ bewertet. Das Zauberwort »wie interessant« wirkt kurzfristig sehr gut, aber die negativen Gedanken lassen sich nicht allzu lange in den Hintergrund drängen. Unerbittlich nehmen sie wieder den gewohnten Raum ein.

Das liegt an der festen Verschaltung im Gehirn mit dem Zentrum Ihrer Emotionen, dem limbischen System. Dieser Bereich ist zuständig für unser affektives Verhalten. Hier werden Gedanken bzw. Erlebnisse mit Gefühlen verbunden. Von hier aus wird das autonome Nervensystem angesteuert, das den Pulsschlag, die Atemfrequenz, die Darmtätigkeit, den Blutdruck, die Schweißsekretion kontrolliert. Autonom bedeutet, dass Sie keine Kontrolle über dieses System haben. Es arbeitet selbstständig, ohne dass Sie es willentlich beeinflussen können.

Jedoch gibt es einen Trick, mit dem Sie in der Lage sind, dem limbischen System ein Schnippchen zu schlagen. Sie können dank Ihrer Macht über Ihre eigenen Gedanken, ganz bewusst und gezielt irgendeinen Gedanken wählen, der Sie glücklich macht, der Ihr Herz erfreut, der Sie liebevoll stimmt. Wenn Sie zum Beispiel an Ihr geliebtes Haustier denken, an diesen wundervollen, immer freundlichen und fröhlichen Hund, der treu und dankbar auf Sie wartet, dann wird es Ihnen sofort warm ums Herz. Oder wenn Sie an Ihr zauberhaftes Kind denken, das Sie von Herzen lieben, oder an einen anderen sehr geliebten Menschen oder an ein erhebendes Konzert, das Sie kürzlich gehört haben, dann wird Ihr Emotionszentrum sofort reagieren und eine Mischung alchemistischer Elixiere in Ihr Blut schicken, um den gewünschten Glückscocktail herzustellen. Genauso wie ein negativer Gedanke Sie sofort mit Stressreaktionen überschwemmt, so funktioniert es auch mit positiven Gedanken. Sie können durch die Konzentration auf angenehme, freundliche, liebevolle Gedanken Ihr System neu organisieren. Sie können

Ihr Gehirn umprogrammieren und die alten negativen Verknüpfungen durch viele neue positive Verbindungen ersetzen.

Schritt eins – Gedankenmedizin

Sie wollen wieder fit und leistungsfähig und vital und glücklich und kraftvoll und gesund und lebensfroh und erfolgreich sein? Sie ganz allein haben es in der Hand, in Ihrem Gehirn die magischen Substanzen freizusetzen, die Ihrem Körper Regeneration, Reparatur, Abwehrbereitschaft, Heilung, Kraft und Ausdauer ermöglichen.

Muckibude fürs Gehirn

Unter Disziplin verstehen wir Mühe, Anstrengung und eisernes Durchhalten. Das englische Wort »Bliss« bedeutet Glückseligkeit. Die Wortschöpfung »Blissziplin« verbindet die Glückseligkeit mit der Disziplin des konsequenten Durchhaltens. Und weil es hier darum geht, dass nichts wichtiger ist, als dass Sie möglichst nur angenehme Gefühle empfinden, trifft dieses wunderschöne neue Wort den Kern des Trainings: glücklich durchhalten. Treffen Sie also jetzt die Entscheidung, Ihren Fokus auf Ihr Wohlgefühl zu lenken. Üben Sie sich in »Blissziplin«.

Damit es funktioniert, ist es wichtig dranzubleiben. So wie Sie regelmäßig trainieren müssen, um Ihre Muskeln aufzubauen, müssen Sie auch die neuen Verknüpfungen im Gehirn regelmäßig üben, um sie zu festigen. Am besten täglich.

Das Ziel für den Tag aufschreiben

Der beste Zeitpunkt für das Training ist frühmorgens, direkt nach dem Aufwachen. Noch bevor die Gedankenflut über die anstehenden Aufgaben des Tages Sie überwältigt, denken Sie als erstes an Ihr Ziel. Sprechen Sie es laut aus, schreiben Sie es auf oder formulieren Sie es in Gedanken aus:

»Heute denke ich nur positive, freundliche und liebevolle Gedanken. Und wenn ich doch wieder einen negativen Gedanken hatte, bin ich froh darüber, dass mir das auffällt und ich den Weg zurück zu den guten, mir wohltuenden Gedanken und damit zu dem guten Gefühl finde.«

Das Ziel für den Tag spüren

Suchen Sie sich eine Situation aus, eine Idee, einen Menschen, ein Tier, das Sie glücklich macht. Lassen Sie vor Ihrem inneren Auge einen Film ablaufen, in dem Sie diese glückliche Situation nachempfinden. Fühlen Sie genau hin und versuchen Sie, das wohlige Gefühl, das sich einstellt, zu verstärken. Versuchen Sie, dieses Gefühl in Ihnen maximal zu verstärken, Sie können dabei ruhig ein bisschen übertreiben. Versuchen Sie dieses Gefühl mit allen Sinnen zu verstärken, indem Sie sich vorstellen, was Sie in dieser Situation hören, was Sie riechen, was Sie schmecken, was Sie tasten, was Sie berühren. Je stärker Sie dieses wundervolle Gefühl in sich zum Ausdruck bringen können, umso effektvoller läuft die Neuprogrammierung in Ihrem limbischen System ab. Die starke, positive Emotion wirkt wie ein Turbolader[5] und beschleunigt den Prozess.

Mit Dankbarkeit verstärken

Wenn Sie es geschafft haben und sich in Ihrem guten Gefühl richtig wohl fühlen, dann danken Sie sich selbst, vielleicht auch dem Universum oder irgendeiner großartigen Macht, der Sie vertrauen. Danken Sie für dieses wundervolle gute Gefühl. Die Dankbarkeit ist eine der effektvollsten Emotionen, die Ihr Leben zum Positiven wenden kann.

Den Tag beginnen

Danach kann Ihr Tag beginnen. Und immer, wenn Sie sich selbst dabei erwischen, dass Sie sich doch wieder negativen Gedanken und Gefühlen hingegeben haben, seien Sie keinesfalls sauer auf sich. Sondern freuen Sie sich darüber, dass Sie es überhaupt bemerkt haben. Seien Sie stolz auf sich, dass Sie schon so weit gekommen sind, dass Sie sich selbst daran erinnern. Und dann versuchen Sie, wieder in Ihr gutes Gefühl zu kommen. Entweder nehmen Sie Ihre am Morgen ausgewählte Situation als Einstieg dafür, oder Sie verwenden das Zauberwort »wie interessant« und suchen nach dem Positiven, das Ihnen die momentane Situation bieten könnte.

Bleiben Sie dran

Üben Sie sich in Blissziplin. Nutzen Sie diese neue Qualität der Ausrichtung Ihrer Gedanken und Gefühle, wann immer Sie sich daran erinnern. Mindestens dreimal täglich sollten Sie dies tun. So als müssten Sie ab jetzt eine Medizin einnehmen. Eine ganz neue Medizin: Gedankenmedizin. Eine vollkommen natürliche Substanz. Sie wirkt stimmungsaufhellend, antidepressiv und antriebssteigernd. In der Langzeitanwendung ist mit körperlicher Regeneration und Wohlbefinden zu rechnen.

Ernährung

Bei Schritt zwei auf Ihrem Weg zu mehr Energie und Gesundheit geht es um die Ernährung. Wie Sie bereits wissen, sind unsere Mitochondrien auf die richtigen Nährstoffe angewiesen, um optimal arbeiten zu können. Bekommen sie diese nicht, dann geht es ihnen nicht gut, und wir sind müde, erschöpft und werden krank. Um Ihre Mitochondrien wieder richtig fit zu machen, müssen wir uns mit Ihrem Ernährungsverhalten befassen.

Ich hoffe, dass Sie den ersten Schritt bereits mitgegangen sind. Dass Sie Ihre Gedankenmedizin schon einige Male eingenommen haben. Dass Sie die Entscheidung gefällt haben, die Qualität Ihrer Gedanken zu kontrollieren und sie ganz bewusst einzusetzen.

Sie könnten sich jetzt zum Beispiel sagen: »Ab jetzt sorge ich für mich.« Sie können sich jetzt einlassen auf all die Informationen, die Sie in diesem Kapitel erhalten. Lassen Sie in sich ein liebevolles Gefühl aufsteigen, indem Sie daran denken, dass Sie sich ab sofort zuverlässig um Ihr ganz persönliches Wohlbefinden kümmern. Wie fühlt sich das an, wenn Sie sich liebevoll um sich selbst kümmern? Fühlen Sie in sich hinein, gehen Sie dem Gedanken, dem Gefühl nach. So wie eine Mutter liebevoll ihr Baby versorgt, können Sie sich dafür entscheiden, sich selbst liebevoll zu versorgen.

Der Alltag im Ernährungsland

Wahrscheinlich kaufen auch Sie meist im Supermarkt ein. Dort ist fast alles zu bekommen, und vieles ist schön praktisch verpackt, portioniert und vorbereitet. Das Müsli für das schnelle Frühstück ist schon mit Früchten und Nüssen gemischt, die Nudelsauce ist gekocht, die Fischfilets sind paniert, die Steaks sind eingelegt, die Pizza ist vorgebacken. Auch verlockende Süßigkeiten für die Lust und den Energieschub zwischendurch wandern in den Einkaufskorb, und für den kleinen Snack am Abend gibt es knusprige Chips und geröstete Nüsse.

Das Angebot ist nicht nur praktisch, sondern auch üppig. Ganzjährig stehen frische Tomaten, Gurken, Paprika, Äpfel, Südfrüchte und sogar Erdbeeren zur Verfügung. Die Brote sind einfallsreiche Mischungen aus mehreren Getreidesorten, Nüssen, Kartoffeln, Möhren und den verschiedensten Saaten. Ob Marmelade oder Joghurt, Käse oder Wurst, Nudeln oder Fertigsoßen, Wasser oder Bier, Kaffee oder Tee – von allem gibt es eine kaum überschaubar große Auswahl. Appetitlich und verlockend präsentiert.

Wir kaufen also reichlich ein. Für die Zubereitung des Essens nehmen wir uns meist nur wenig Zeit, ebenso für das Verspeisen. Daher sind Snacks und Fertiggerichte so beliebt. Nach dem Essen ruhen wir uns auf dem Sofa aus, statt eine Runde um den Block zu drehen, und der Verdauungskaffee ist zur notwendigen Gewohnheit geworden. Ohne ihn könnten wir am Nachmittag nicht mehr die geforderte Leistung erbringen.

Die Folge dieser Ernährungsgewohnheiten, die hierzulande üblich sind, ist Energiemangel trotz eines Überangebots an Nahrungsmitteln.

Ändern Sie Ihre Gewohnheiten

Das, was Sie essen, sollte Ihnen Kraft und Energie geben. Dafür stehen die Mitochondrien bereit, dieses riesige Volk von winzig kleinen Lebewesen, die in Ihren Zellen arbeiten, um Sie mit Lebensenergie zu versorgen. Doch um diese Aufgabe erfüllen zu können, benötigen sie lebendige Substanzen.

Wenn Sie nicht mehr müde und kraftlos, sondern gesund und leistungsfähig sein wollen, dann müssen Sie jetzt etwas ändern. Sie brauchen eine neue Praxis, die es Ihnen ermöglicht, Ihre Mitochondrien optimal zu versorgen. Denn nur gesunde Mitochondrien stellen Ihnen die Energie zur Verfügung, die Sie für Ihr Wohlbefinden und Ihre Gesundheit brauchen.

Der Weg dorthin führt über eine Änderung Ihrer bisherigen Gewohnheiten. Das, was Sie zu sich nehmen, sollte Sie mit optimalen Energieträgern versorgen, die Aufnahme von Giften und gesundheitsschädlichen Substanzen sollte so weit wie möglich ausgeschlossen werden.

Mit diesem Ziel vor Augen kann es beim Essen nicht darum gehen, einfach nur schnell und praktisch satt zu werden. Vielmehr sollten Sie Ihr Augenmerk auf die bestmögliche Bereitstellung von allen für den Körper und damit auch für die Mitochondrien wichtigen Substanzen legen. Natürlich soll das, was Sie auf Ihren Teller legen, auch noch köstlich schmecken. Das Essen soll Ihnen Freude bereiten!

Sie fragen sich, wie das gehen soll? Das erfahren Sie in diesem Kapitel. Sie lernen, was Ihr Körper wirklich braucht und was ihm wirklich schadet. Wenn Ihnen das klar ist, haben Sie eine wunderbare Grundlage für die Entscheidung, was Sie in Ihren Einkaufswagen legen.

Alltagstaugliche, gesunde Ernährung statt Diät

Es gibt unendlich viele gute Ratschläge zur Ernährung, und die verschiedensten Diät-Empfehlungen überfluten die Ernährungslandschaft. Die Empfehlungen sind widersprüchlich, und jede Diät lockt mit einem besonderen Versprechen. All dies ist verwirrend. Was ist denn nun richtig und wichtig, um gesund zu sein? Müssen Sie wirklich auf Kohlenhydrate verzichten, um schlank und gesund zu werden? Oder sollten Sie nur Rohkost zu sich nehmen, um überhaupt irgendeine Chance auf Heilung zu haben? Sind grüne Smoothies wirklich die ultimative Lösung? Brauchen Sie wirklich das Kalzium aus den Milchprodukten und die Proteine aus Fisch und Fleisch, um Ihre Muskelkraft und Leistungsfähigkeit zu erhalten? Müssen Sie bei der Auswahl Ihrer Nahrungsmittel Ihre Blutgruppe berücksichtigen, um gesund leben zu können?

Ich meine, dass in fast jeder dieser Empfehlungen mindestens ein wahrer Kern zu finden ist, doch sie sind meist einseitig und funktionieren nur für eine gewisse Zeit. Sie sind einfach unpraktisch. Auch ist die Gefahr groß, nach einer Zeit in den alten Trott zu fallen, der Sie in den Zustand gebracht hat, in dem Sie sich jetzt gerade befinden.

Ich möchte Ihnen keine neue Diät-Empfehlung geben. Mein Ziel ist es, Ihnen aufzuzeigen, was Ihr Körper, was Ihre Zellen, was Ihre Mitochondrien wirklich brauchen, um optimal zu funktionieren. All diese Substanzen müssen Sie ihnen jeden Tag aufs Neue zuführen, Ihr ganzes Leben lang. Ich zeige Ihnen, wie Sie an all die wichtigen Dinge herankommen – und zwar alltagstauglich. Sie sollen auch bei einem arbeits- und zeitintensiven Alltag in der Lage sein, sehr gut für sich zu sorgen.

Die tägliche Dosis Gift

Was handeln Sie sich ein, wenn Sie Ihren Einkaufswagen füllen? Kaufen Sie auch gerne praktisch verpackte, vorgegarte, konservierte, gewürzte oder eingeschweißte Produkte? Ich vermute, dass Ihnen dabei in der Regel nicht bewusst ist, dass Sie Ihren Einkaufswagen mit Giftstoffen beladen, die, egal wie appetitlich verpackt und wohlschmeckend, als Menschennahrung weitgehend untauglich sind. Diese Produkte sind durchaus als Energielieferanten zu gebrauchen, sie machen satt. Aber auf Dauer führen sie zu Mangelerscheinungen, zu Fehlernährung, zur Ansammlung von Giften, zu Schäden an den Mitochondrien und damit zur Erschöpfung und schließlich zu chronischen Krankheiten.

Fleisch, Milch, Eier – Garant für chronische Krankheiten

Tierisches Eiweiß in Form von Wurst, Fleisch, Milchprodukten und Butter gehören hierzulande zu den täglich mit Freude und Genuss verzehrten Nahrungsmitteln. Dass gerade diese die höchste Konzentration an hochtoxischen Giften wie Dioxin und PCB enthalten, ist den meisten Konsumenten nicht bewusst. Dioxin ist ein Umweltgift, das durch Verbrennungsprozesse in die Luft und über Pflanzenschutzmittel in den Boden gelangt ist. Es baut sich nur sehr langsam ab. Über das Futter nehmen die Nutztiere das Gift auf. Dies reichert sich besonders im Fett- und Muskelgewebe an und gelangt so in die tierischen Erzeugnisse Milch und Eier.[6] Rinder und damit auch Milchprodukte sind wesentlich stärker mit diesen Toxinen belastet als Schweine und

Fische. Das bedeutet jetzt aber keine Entwarnung für den Fischverzehr. Denn auch die Fische sind stark belastet. Insbesondere größere Fische wie zum Beispiel der Thunfisch enthalten deutlich höhere Konzentrationen an Giftstoffen ganz einfach dadurch, dass sie kleinere Fische essen und deren Gifte speichern.

92 Prozent aller Giftstoffe in unseren Nahrungsmitteln stammen aus tierischen Produkten. Das zeigt unter anderem eine Studie des Schweizer Bundesamtes.[7]

Dioxin und PCB sind sehr giftig und schädigen die Mitochondrien nachhaltig. Sie sind auf Giftangriffe zwar ganz gut vorbereitet und enthalten eine Reihe von sehr effektiven Abwehrmechanismen. PCB und Dioxin jedoch setzen einige dieser Abwehrmechanismen einfach außer Kraft. So werden zum Beispiel die Entgiftungsenzyme Cytochrome P450 und das entgiftende Protein Glutathion durch Dioxin und PCB in ihrer Wirkung gestört bzw. völlig wirkungslos.

Es ist bekannt, dass Dioxin und PCB krebserregend sind und zur Unfruchtbarkeit führen. Eine groß angelegte amerikanische Studie[8] stellte in jeder Milch aus konventioneller Tierhaltung 20 synthetische Chemikalien fest. Die gefundenen Chemikalien sind Antibiotika, nichtsteroidale Antiphlogistika (entzündungshemmende Mittel), Schmerzmittel, Antiepileptika, Konservierungsstoffe, Lipidsenker, Betablocker und synthetische Geschlechtshormone. Insgesamt wurden 20 pharmakologisch aktive Substanzen gefunden.

Antibiotika und Konservierungsstoffe haben eine antibakterielle Wirkung. Antibakteriell heißt, dass Bakterien in ihrem Wachstum gestört bzw. abgetötet werden. Erinnern Sie sich noch? Ihre Mitochondrien sind in ihrer Urform Bakterien. Und als solche nehmen Ihre und meine Mitochondrien Schaden durch all diese Substanzen!

Milch und Milchprodukte befördern Krebs

Selbst ohne den hohen Gehalt an Umweltgiften wären tierische Produkte sehr gesundheitsschädlich. Mit einem Anteil von 87 Prozent ist Kasein das Hauptprotein der Kuhmilch. Dieses Protein ist krebsfördernd. Nachgewiesen hat das Professor Dr. T. Colin Campbell in seinem Buch *China Study – die wissenschaftliche Begründung für eine vegane Ernährungsweise*, der bisher weltweit größten wissenschaftlichen Studie zum Einfluss der Ernährung auf den Gesundheitszustand des Menschen. In dieser Studie zeigt er den direkten Zusammenhang von chronischen Erkrankungen und dem Verzehr von tierischem Eiweiß (Fleisch, Wurst, Milch und Milchprodukten).

Milch ist für Säuglinge das ideale Nahrungsmittel. Bei jeder Säugetierart besitzt sie eine spezifische Zusammensetzung von Proteinen, Zucker und Hormonen. Die menschliche Muttermilch sorgt dafür, dass der Säugling sein Gewicht in 148 Tagen verdoppelt. Ein Kalb wächst dreimal so schnell wie ein menschliches Baby, denn in der Kuhmilch sind deutlich höhere Konzentrationen an Proteinen, Zucker und anderen biologischen Signalstoffen vorhanden, die das Wachstum beschleunigen. Daher birgt Säuglingsnahrung auf Kuhmilchbasis das Risiko, im späteren Leben übergewichtig zu werden und an Diabetes zu erkranken.[9]

Mit Kuhmilch und Produkten daraus konsumieren wir eine »Bombe von Wachstumsbeschleunigern«, was sich verheerend auf den Körper auswirken kann. Eine Folge ist Fettleibigkeit mit allen daraus resultierenden Erkrankungen. Und wenn auf einen ausgewachsenen Organismus ständig die Wachstumssignale von Tierproteinen und Wachstumshormonen treffen, so ist es nicht überraschend, dass Krebs entsteht und wächst. Gerade die häufigsten Krebsarten beim Mann (Prostatakrebs) und bei der Frau (Brustkrebs) stehen nachweislich in Verbindung mit Fleisch- und Milchkonsum[10].

Übrigens entsteht Krebs durch eine gravierende Störung der Mitochondrienfunktion. Für diese Erkenntnis erhielt der Biochemiker und Arzt Otto Warburg bereits 1931 den Nobelpreis für Medizin. Trotzdem stehen bis heute die Mitochondrien in der Krebstherapie nicht in dem gebührenden Rampenlicht.

Warum die Mitochondrien keine Kohlenhydrate mögen

Leckere Süßigkeiten und Gebäck, Limonade oder Fruchtsaft, knusprig-leckeres Müsli mit Trockenfrüchten oder auch Kuchen und helles Brot landen sicher regelmäßig in Ihrem Einkaufskorb. Damit kaufen Sie reichlich Zucker und Zuckeraustauschstoffe. Schauen Sie mal auf die Zutatenliste auf der Verpackung: Dort können Sie nachlesen, wie viele Kohlenhydrate das jeweilige Produkt enthält, und das entspricht der Höhe des enthaltenen Zuckers.

Der Insulinstoffwechsel

Die Kohlenhydrate werden im Körper zu Glukose (Traubenzucker) umgewandelt und ans Blut abgegeben. So steigt der Blutzuckerspiegel. Nun schüttet die Bauchspeicheldrüse das Hormon Insulin aus, dessen Aufgabe es ist, den Zucker auf die Zellen zu verteilen. In den Zellen ist die Glukose ein wichtiger, schnell verfügbarer und erwünschter Nährstoff. Wenn mehr Glukose im Blut vorhanden ist, als in den Zellen verbraucht wird, wird die überschüssige Glukose nicht in den Zellen zur Energieproduktion eingesetzt, sondern in Fett umgebaut und in den Fettzellen gespeichert. Das geht so lange gut, wie die Zellen in der Lage sind, mittels Insulin die Glukose über spezielle Schleusen ins Zellinnere aufzunehmen. Nun kommt es allerdings sehr häufig zu einem Problem mit diesen Schleusen. Durch erhöhte Blutfette (Triglyceride und LDL-Cholesterin), Harnsäure sowie überhöhten Blutzucker verkleben sie, und der Zucker bleibt im Blut. Das aber will der Körper überhaupt, nicht und er aktiviert die Bauchspeicheldrüse, noch mehr Insulin herzustellen. So wird immer mehr Insulin ausgeschüttet, um die Glukose doch noch in die Zellen zu bekommen, was ihr aber nicht gelingt. Die Zellen machen dicht, sie reagieren nicht mehr auf das Insulin. Dieser Zustand wird Insulinresistenz genannt.

Ihre Mitochondrien mögen weder den erhöhten Blutzucker noch den erhöhten Insulinspiegel. Sie reagieren darauf mit einer Störung ihrer Entgiftungsleistung. Es reichern sich Schadstoffe an, die die ATP-Produktion nachhaltig beeinträchtigen: Die Mitochondrien produzieren weniger Energie. Das hat Folgen für die Funktion und Leistungsfähigkeit sowohl der einzelnen Zellen als auch des ganzen Körpers.

AGEs beschleunigen das Altern

Bleiben Blutzucker- und Insulinspiegel erhöht, führt das dazu, dass körpereigene Proteine und Zucker miteinander verkleben. Diese Verklebungen werden als Advanced Glycation Endproducts (AGEs) bezeichnet. So ist zum Beispiel der Laborwert HbA1c, der einen Überblick über die Höhe des Blutzuckers in den vergangenen sechs Wochen erlaubt, nichts anderes als eine Anzeige für die irreversible Verzuckerung der roten Blutkörperchen. Im Körper entstehen durch Blutzuckerspitzen an vielen Stellen solche AGEs.

AGEs fördern unter anderem die Entstehung von Diabetes

und Arteriosklerose. Sie werden auch Gerontotoxine (Alters-gifte) genannt, denn sie sind charakteristisch für den Alterungs-prozess und gelten als Beschleuniger des Alterns mit all seinen sichtbaren Auswirkungen.[11] Diese verklebten Proteine führen zur Versteifung von Blutgefäßen, sie fördern Entzündungen und stören die Entgiftungsleistung der Mitochondrien. Sie wir-ken im Gehirn, an den Augen, an den Blutgefäßen, den roten Blutkörperchen, den Nieren, Knochen, Muskeln und Sehnen. Wenn Sie also nicht so schnell alt aussehen wollen, ist es sinn-voll, mit den Gerontotoxinen sehr bewusst umzugehen.

AGEs können außerhalb und innerhalb des Körpers entste-hen. Zum einen sind sie wie oben beschrieben die Folge eines gestörten Blutzuckerspiegels, sie treten im Körper aber auch als Abbauprodukte des Stoffwechsels von Zucker, Proteinen, Fet-ten und Nukleinsäuren auf. Außerhalb des Körpers entstehen sie in hoher Menge beim Frittieren, Braten, Rösten, Grillen und Backen. So legen Sie mit jeder Packung Chips, Kaffee oder Kekse, mit jedem köstlichen Croissant, mit jedem Glas Nuss-Nougat-Creme reichlich Gerontotoxine in Ihren Einkaufswagen.

Fruktose lässt Blutfette ansteigen

Der Fruchtzucker (Fruktose) geht einen etwas anderen Weg im Körper als die Glukose. Er wird nicht sofort in Energie, sondern zunächst in Fettmoleküle umgewandelt. Eine hohe Fruktose-Konzentration im Blut lässt die Triglyzeride und das schädliche LDL-Cholesterin ansteigen. Zudem erhöht sich der Harnsäure-spiegel. Diese Konstellation fördert wiederum indirekt die Insu-linresistenz.[12]

Fruktose ist eine Ursache für Übergewicht, denn das Fett wird besonders im Bauchbereich abgelagert. Sie unterstützt aber auch die »Verzuckerung« Ihrer Körperzellen, dass also durch den erhöhten Blutzucker Proteine miteinander verkleben, wodurch sie nicht mehr richtig funktionieren können. Die Zellmembranen verdicken sich und verlieren ihre Elastizität ebenso wie ihre Durchlässigkeit. Das wiederum behindert den Transport aller Stoffe, die Ihr Körper für seinen Stoffwechsel benötigt. Ebenso können die Abfälle des Stoffwechsels nicht mehr ausgeschwemmt werden. Keine einzige Zellmembran ist vor dieser Zellwandveränderung geschützt.

All dies führt zu einer Verschlackung des Bindegewebes, es wird zu einem Sumpf, in dem alles Mögliche kleben bleibt, anstatt sich frei zu bewegen. Ein gesundes Bindegewebe ist ein fein durchlässiges Gewebe zwischen den Zellen und Organen des Körpers, durch das alle Substanzen ihren Weg finden. Ist es nicht mehr durchlässig, können sich alle möglichen Stoffe irgendwo ablagern. Wie zum Beispiel die Harnsäure, die sich gerne in Gelenknähe absetzt und dort schmerzhafte, entzündliche Veränderungen verursacht, die dann Gicht genannt werden.

Die Isolation ist das Problem

Es sind die isolierten Kohlenhydrate, die so ungesund sind. Damit ist der Fabrikzucker gemeint, der Fruchtzucker, das weiße Auszugsmehl und natürlich die daraus hergestellten Produkte. Die Kohlenhydrate sind isoliert, das bedeutet, dass sie von allen Stoffen, die sie ursprünglich begleitet haben, getrennt wurden und nur noch reine Kohlenhydrate mitbringen. Sie enthalten nicht mehr die Ballaststoffe der Zuckerrübe, aus der der Fabrikzucker gewonnen wurde. Sie enthalten nicht mehr das vitaminhaltige Fruchtfleisch und die gesunden Farbstoffe und Enzyme der kompletten Frucht, aus der die Fruktose gewonnen wurde.

Sie enthalten nicht mehr die Mineralstoffe und Vitamine, die in der Hülle des ungeschälten Weizenkorns gesteckt haben, bevor daraus das weiße Auszugsmehl hergestellt wurde.

Für den gesunden und effektvollen Stoffwechsel der Kohlenhydrate braucht Ihr Körper insbesondere die B-Vitamine. Liefern die Kohlenhydrate diese nicht mehr, weil sie isoliert wurden, kommt es zu einem Mangel an B-Vitaminen. Und genau das ist für Ihre Mitochondrien ein echtes Problem. B-Vitamine sind im Stoffwechsel der Mitochondrien unabdingbar, ohne eine ausreichende Menge davon können sie ihre Arbeit nicht korrekt verrichten.

Wenn Fett zu Gift wird

Wir verwenden täglich Fett in verschiedenen Formen. Fett sorgt für besseren Geschmack der Salatsauce, für die knusprige Kruste der Bratkartoffeln und für das hauchzart-blättrig-knusprige Bissgefühl eines frisch gebackenen Croissants. Fette bestehen aus Glycerin und Fettsäuren und werden im Körper vielseitig eingesetzt. Die Struktur und damit die Qualität der Fettsäuren ist für Ihren Stoffwechsel sehr wichtig, denn davon hängt es ab, ob zum Beispiel Ihre Zellmembranen, die aus Fettsäuren aufgebaut sind, richtig funktionieren können.

Wenn Sie sich die Nährwertkennzeichnung der Fertigprodukte ansehen, die in Ihrem Warenkorb liegen, lesen Sie sehr häufig die Angabe »teilweise gehärtete Fette«. Aus der Cis-Form, die wie ein »V« aussieht und in den Zellmembranen voll funktionsfähig ist, verändert sich die Fettsäure zur sogenannten Trans-Form und sieht dann wie ein »I« aus. Sie passt in der Trans-Form zwar immer noch in die Zellmembran hinein, sie kann aber die Funktion der Cis-Fettsäure nicht erfüllen. Sie steckt fest im Fettsäure-Rezeptor der Membran und blockiert deren Funktion über Monate.

Sie können sich das so vorstellen, als ob die Fettsäuren als kleine Pforten dienen, durch die Stoffe durchgeschleust werden. Die Cis-Form sorgt für das Öffnen und Schließen der Pforte, während die Trans-Form die Pforte komplett blockiert. Die Transfette treiben ihr Unwesen nicht nur an den Zellmembranen, sie blockieren neben Hormonen und Enzymen unter anderem auch die Rezeptoren für das Insulin. So sind sie mitverantwortlich für Insulinresistenz und Diabetes.

Auch die roten Blutkörperchen sind von der richtigen Qualität der Fettsäuren abhängig. Werden zum Beispiel Transfette in die Membran der roten Blutkörperchen eingebaut, wird diese steif und kann sich nicht mehr verformen. Dadurch können die roten Blutkörperchen nicht mehr so gut durch besonders enge Blutgefäße durchschlüpfen. Die Fließeigenschaft des Blutes leidet, es kann zu Durchblutungsstörungen mit unangenehmen und gefährlichen Folgen für die betroffenen Menschen kommen.

Die Transfette stören den gesamten Stoffwechsel gravierend. Mit Pommes frites, Fischstäbchen, Keksen, Fertigsaucen, Croissants, Blätterteig, Nuss-Nougat-Creme, Müsliriegeln und Chips laden Sie sich reichlich gesundheitsschädliche und krank machende Transfette in Ihren Warenkorb.

Gutes Öl – bitte mit viel Omega 3

Die Auswahl Ihres Speise- oder Bratöls und Ihres Streichfetts trägt ganz wesentlich zum Gesundheitszustand Ihrer Mitochondrien bei. Bei jedem Öl, auch bei ausgewiesenem Bratöl, entstehen beim Braten und Frittieren Transfettsäuren. Daher sollte jedes Öl, das bei Raumtemperatur flüssig ist, nicht erhitzt werden. Feste Fette, zum Beispiel Kokosfett, sind hingegen gefahrlos zu erhitzen.

Doch wie sieht es mit den Ölen aus, die Sie zum Beispiel für Salat verwenden? Die ungesättigten Fettsäuren werden in zwei Gruppen eingeteilt: die einfach ungesättigten (z. B. Ölsäure, die vor allem in Olivenöl vorkommt) und die mehrfach ungesättigten. Die mehrfach ungesättigten Fettsäuren werden wiederum unterteilt in Omega-3-Fettsäure (Linolensäure), Omega-6-Fettsäure (Linolsäure). Für einen perfekt funktionierenden Stoffwechsel brauchen Sie ein ausgewogenes Verhältnis von Omega-6- zu Omega-3-Fettsäuren. Denn ein Zuviel an Omega-6-Fettsäuren fördert die Blutgerinnung, Herzinfarkt, Arteriosklerose, Schlaganfall und Entzündung. Die Omega-3-Fettsäure hingegen unterstützen Ihren Stoffwechsel beim Abbau von Giftstoffen. Sie wirkt entzündungshemmend, verbessert die Wirkung von Insulin und hemmt das Wachstum von Tumoren.

Durch die übliche Nahrungsaufnahme bekommen Sie reichlich Omega-6-Fettsäuren, denn die Linolsäure ist die wesentliche Speicherform pflanzlicher Fette und in hoher Konzentration in den Samen von Pflanzen zu finden. So nehmen Sie mit dem Getreide, das Sie in Form von Brot und Backwaren essen, sowie durch die Pflanzenöle, die Sie für Ihr Salatdressing verwenden, reichlich Linolsäure auf.

Um das auszugleichen, müssen Sie Fette mit ausreichend Omega-3-Fettsäuren aufnehmen. Die Linolensäure finden Sie in erwähnenswerter Menge in rohem oder kaltgeräuchertem Lachs, in Wildfleisch, in Leinsamen, Hanfsamen und Walnüssen. Der Spitzenreiter in Sachen Omega-3-Gehalt ist das Leinöl mit 2,5 Gramm Omega-3-Fettsäuren pro Esslöffel. Daher gehören Leinöl und geschrotete Leinsamen unbedingt auf Ihren mitochondrienfreundlichen Speiseplan.

Eine Entscheidung steht an

Nun sind Sie dran. Auch wenn wir in einer Zeit leben, in der Menschen, die sich für eine andere Ernährungsweise entscheiden, als sonderbar angesehen werden. Während diejenigen als »normal« gelten, deren Ernährungsgewohnheiten Krankheit und Leid verursachen. Lassen Sie sich nicht beirren.

Sie können sich hier und jetzt dafür entscheiden, in Zukunft auf Nahrungsmittel zu verzichten, die Sie müde und krank machen. Sie haben nichts zu verlieren, wenn Sie diesen neuen Weg ausprobieren. Das Gegenteil ist der Fall. Auch ein kranker Körper kann sich regenerieren, es ist nie zu spät. Ein gewisses Maß an Verbesserung der jeweiligen Beschwerden ist immer möglich – egal an welcher Stelle Sie beginnen, egal wie krank, schlapp und fertig Sie sind.

Die Ernährungsgewohnheiten umkrempeln

Wenn Sie wirklich, ganz ehrlich, das erklärte Ziel haben, eine grundlegende, dauerhafte Veränderung Ihres Gesundheitszustandes zu bewirken, dann kommen Sie nicht darum herum, Ihre Essgewohnheiten umzukrempeln. Sie befürchten, dass Sie dann wohl keine Schwarzwälder Kirschtorte, kein saftiges Grillsteak, kein leckeres Käsebrot und keine Pommes frites mehr essen dürfen, und dass damit auch der Spaß am Essen, der Genuss der Vergangenheit angehören wird? Dann kann ich Ihnen nur Mut machen, trotzdem weiterzulesen und sich überraschen zu lassen. Denn es ist tatsächlich möglich, ohne all die gewohnten Leckereien auszukommen, die Sie so gerne mögen – und die Ihnen auf Dauer Ihre Lebensenergie, Ihre Kraft und Ihre Gesund-

heit rauben. Es ist tatsächlich möglich, ohne Fleisch, Milchprodukte und Industriezucker köstliche Mahlzeiten zuzubereiten.
Sie werden sehr schnell, und zwar bereits innerhalb von ein bis
zwei Wochen, merken, dass es Ihnen besser geht. Daher bin ich
mir sicher, dass Sie ohne Schwierigkeiten und ganz freiwillig
Ihre Ernährungsumstellung um einige Wochen verlängern werden. Und wenn Sie dann doch einmal ein Stück Schwarzwälder
Kirschtorte essen und die körperlichen Folgen vielleicht sofort
spüren, dann bin ich mir auch sicher, dass Sie ohne Schwierigkeiten und ganz freiwillig Ihre Ernährung auf Dauer und möglicherweise sogar für den Rest Ihres Lebens umstellen werden.
Es wird sich auf jeden Fall absolut lohnen – Ihre Mitochondrien
werden auf Hochtouren arbeiten und Sie gesund erhalten.

Nehmen Sie weniger Giftstoffe zu sich

92 Prozent der Giftstoffe, die wir aufnehmen, sind tierischer
Herkunft. Diese Giftstoffe machen Ihren Mitochondrien tagein,
tagaus das Leben immer schwerer. Deshalb ist die erste und
wichtigste Umstellung in Ihrem Ernährungsleben der komplette
Verzicht auf Fleisch, Milchprodukte, Eier und Fisch. Mit dieser
Entscheidung eliminieren Sie den größten Schadstoffeintrag in
Ihren Körper. Allein durch diese Veränderung wird sich Ihr
Wohlbefinden mit absoluter Sicherheit gravierend verbessern.

Mit Ihrer Entscheidung, ab jetzt eigenverantwortlich mit Ihrer Gesundheit umzugehen, lassen Sie nicht nur die appetitlich präsentierten Umweltgifte im Kühlregal liegen. Sie geben
auch dem Kasein mit seiner krebserregenden Wirkung auf den
menschlichen Körper keine Chance mehr, weiterhin in Ihnen
Unheil anzurichten. Ebenso verwehren Sie dem Cocktail aus
Wachstums- und Sexualhormonen, die zu Fettleibigkeit, Diabe-

tes und Krebs führen können, den Zutritt zu Ihrem Körper. Und weil Cholesterin ausschließlich in Tierprodukten enthalten ist, haben Sie jetzt die Chance, Ihren Cholesterinspiegel ganz nebenbei zu senken. Ihren Cholesterinspiegel verbessern Sie allerdings auch ganz wesentlich, wenn Sie zukünftig weitgehend auf isolierte Kohlenhydrate verzichten, insbesondere auf Fruktose und Glukose. So haben Sie jetzt die Gelegenheit, Ihr Risiko, an Herzinfarkt, Diabetes, Demenz und Alzheimer zu erkranken, deutlich zu senken.

Bitte nicht vegan – oder?

Doch, es ist tatsächlich so: Die vegane Ernährung ist die gesündeste Ernährung, die es für uns Menschen gibt. Wenn Sie keinerlei tierische Nahrungsmittel mehr zu sich nehmen, werden oder bleiben Sie gesünder. Es genügt aber nicht, einfach nur auf tierische Nahrungsmittel zu verzichten. Sie müssen einige wenige, doch absolut wichtige Regeln befolgen. Dann fehlt es Ihnen nicht nur an nichts – nein, Sie erhalten auch besonders große Mengen an gesundheitsfördernden Substanzen, die Ihre Mitochondrien stabilisieren.

Vielleicht haben Sie bisher gedacht, eine vegane Ernährung sei total ungesund, weil Ihr Körper dann nicht genügend Proteine und Kalzium bekommt. So haben wir es gelernt: Milch trinken und Fleisch essen ist gesund, wir brauchen das Eiweiß und die Mineralstoffe. Aber das ist nicht richtig! Es werden immer mehr tierische Nahrungsmittel verzehrt, was zu einem immensen Anstieg der chronischen Erkrankungen führt, die jedem Betroffenen das Leben unbequem und schwer machten.

Es gibt eine hochinteressante Beobachtung über den Zusammenhang von Herz-Kreislauf-Erkrankungen und dem Verzehr von tierischen Produkten. Während des Zweiten Weltkriegs war Norwegen von Deutschland besetzt worden. Den Norwegern wurden die Nahrungsmittel drastisch gekürzt, insbesondere Fleisch und Milchprodukte standen ihnen nicht mehr zur Verfügung. Wissenschaftler stellten fest, dass sich der Gesundheitszustand der norwegischen Bevölkerung deutlich verbesserte – trotz dieser unerfreulichen Maßnahmen. Die Anzahl der Todesfälle durch Herz-Kreislauf-Erkrankungen sank drastisch. Nach dem Krieg nahmen die Norweger ihre alte Ernährungsweise wieder auf, und die Todesrate stieg wieder auf die alten Werte.[13]

China Study – die Bibel der Veganer

Der amerikanische Ernährungswissenschaftler Dr. Colin Campbell leitete die weltweit größte wissenschaftliche Studie, die den Einfluss der Ernährung auf den Gesundheitszustand von Menschen untersucht, das »China-Cornell-Oxford Project«. In dem Buch »China Study« – die wissenschaftliche Begründung für eine vegane Ernährungsweise, trug er die Ergebnisse dieser Studie und weitere Forschungsergebnisse zusammen, die alle deutlich zeigen, dass ein Zusammenhang zwischen dem Verzehr tierischer Nahrungsmittel und Erkrankungen wie Herz- und Gefäßerkrankungen, Diabetes und Krebs besteht. So ist es laut Campbell eindeutig erwiesen, dass mit steigendem Konsum von tierischem Eiweiß die Menschen umso kränker werden. Campbell selbst wuchs als Sohn eines Unternehmers auf, der sein Geld mit Viehzucht verdiente. Er war genauso wie die meisten Menschen davon überzeugt, dass Fleisch und Milch zu einer guten und deshalb empfehlenswerten Ernährung gehörte. Er vertrat diese Meinung auch als jahrelanger Leiter des ernährungswissenschaftlichen Instituts der Cornell Universität in Amerika. Aufgrund seiner Forschungsergebnisse jedoch warf er sein überholtes Wissen über Bord und empfahl nun eine pflanzliche Ernährung mit konsequentem Verzicht auf Fleisch und Milchprodukte.

Artgerechte Ernährung ist gesund

Mit einem kurzen Blick in die Tierwelt möchte ich Ihnen eine neue Idee vermitteln: Gorillas zum Beispiel bleiben gesund, wenn sie sich artgerecht ernähren können. Das bedeutet, wenn die Gorillas im Zoo mit Fleisch und Milchprodukten gefüttert werden, werden sie krank. Sie bekommen dann genau dieselben Krankheiten, die die Menschen plagen: Diabetes, Arthritis, Krebs und vieles mehr. Besteht Ihr Futter aber aus rohem Grünfutter und frischem Obst, ist es also artgerecht, bleiben sie gesund. Bei dieser Rohkostdiät – frei von Fleisch und Milchprodukten – leiden sie insbesondere unter keinem Mangel an Proteinen oder Kalzium. Sie haben trotzdem kräftige Muskeln und keine Osteoporose.

Was ist artgerecht?

Wie sieht die artgerechte Ernährung für den Menschen aus? Seit 60 Millionen Jahren lebt unsere Spezies auf der Erde und ernährt sich von allem, was der Planet ihr zur Verfügung stellt. Dazu gehörten schon immer tierische Produkte. Tiere wurden erlegt, um sie zu essen, die Eier von Tieren wurden verspeist, die Milch von Tieren wurde getrunken und auch zu Joghurt, Käse etc. verarbeitet. Diese Ernährung hat sicherlich mit dazu beigetragen, dass es die Menschheit heute noch gibt.

In der heutigen Zeit sieht das allerdings anders aus. Die moderne Art der Nutztierhaltung führt dazu, dass die Tiere selbst vergiftet sind. Durch Umweltgifte, die sie über ihr Futter aufnehmen, durch Hormone, die ihr Wachstum beschleunigen, durch Antibiotika, die dafür sorgen, dass sie die unzumutbaren Haltungsbedingungen überstehen, sind sie zu einem Produkt geworden, das absolut schädlich für die Gesundheit desjenigen ist, der sie verzehrt.

Das gilt auch für tierische Produkte, wie die Milch. Der Schweizer Bergbauer, der die Milch seiner Viehherde trinkt und die daraus hergestellten Produkte isst, wird keine Probleme bekommen. Er nimmt sein Leben lang die Milch und den Käse einer bestimmten Rinderrasse zu sich. Daran ist sein Immunsystem gewöhnt, mit diesen Proteinen wird seine Darmschleimhaut fertig. Aber was ist mit der Milch, die wir heute im Laden kaufen? In Tankwagen wird sie bei unzähligen Bauern eingesammelt, in riesigen Mengen vermischt und weiterverarbeitet. Es entsteht ein unüberschaubarer Pool verschiedenster Proteine, mit denen das menschliche Immunsystem – auch aufgrund seiner gestörten Darmschleimhautbarriere – nicht mehr fertig wird.

Was also ist am Verzehr von Fleisch und Milchprodukten artgerecht? Vielleicht mögen Sie sich selbst die Antwort geben?

Mit artgerechter, natürlicher Ernährung gesund alt werden

An einigen Orten auf dieser Welt werden die Menschen sehr alt und sind bis ins hohe Alter gesund und leistungsfähig. Zum Beispiel leben im Hunzatal in Pakistan sowie auf der japanischen Insel Okinawa weitaus mehr über Hundertjährige als anderswo. Betrachtet man die Lebensweise dieser Menschen, dann fällt auf, dass sie sehr wenig tierische Produkte essen. Sie ernähren sich von dem, was sie selbst anbauen und was in ihrer Region verfügbar ist. Sie essen keinen Fabrikzucker und keine haltbar gemachten Nahrungsmittel. Sie haben keinen Zugriff auf die von der Nahrungsmittelindustrie für den modernen Menschen designten, attraktiven Produkte, die allein dem Zweck dienen, den Produzenten einen lukrativen Gewinn zu verschaffen.

Im Gegensatz dazu sind die industriell verarbeiteten Nahrungsmittel, die wir im Supermarkt zur Auswahl haben, voll mit Chemikalien und Zusätzen, mit Zucker, Geschmacksverstärkern, Konservierungsmitteln und vielem mehr.

Wenn Sie sich artgerecht ernähren wollen, dann nehmen Sie sich die Völker zum Vorbild, deren Menschen nicht nur alt werden, sondern dabei auch noch gesund sind. Diese Menschen ernähren sich mit natürlichen Lebensmitteln. Sie essen das, was ihnen ihr Erdboden zur Verfügung stellt. Ihnen mag das zwar nicht so praktisch erscheinen. Denn es ist ja so einfach, schnell im Supermarkt einzukaufen und nach kurzer Zeit ein fertiges Menü auf den Tisch zu stellen. Sich mit natürlichen Lebensmitteln zu versorgen bedeutet etwas mehr Aufwand, sowohl für den Einkauf wie auch für die Zubereitung. Aber dieser Aufwand zahlt sich für jede einzelne Zelle aus, die Ihnen durch die optimierte Ernährung wieder treu ihre Dienste leisten wird.

Wertvolles Kalzium für die Knochen

Sie haben Angst, dass Sie nicht genügend Kalzium bekommen, wenn Sie auf Milchprodukte verzichten? Das müssen Sie nicht.

Amerikanische Forscher kamen zu dem Ergebnis, dass Frauen eine dreifach höhere Knochenschwundrate aufweisen, wenn sie ihr Eiweiß zumeist aus tierischen Lebensmitteln aufnahmen. Frauen, die sich vor allem mit pflanzlichem Eiweiß versorgten, hatten deutlich niedrigere Knochenschwundraten[14]. Die Ursache dafür ist im Säuregehalt der tierischen Eiweiße zu finden. Fleisch, Eier und Fisch sind im Körper die größten Säurebildner. Die Säure senkt den pH-Wert des Blutes und des Gewebes, und da das für den Körper gefährlich ist, steuert er massiv dagegen, indem er das basische Kalzium aus dem Knochen herauslöst, um damit der Übersäuerung entgegenzuwirken. So kommt es zur Entkalkung der Knochen und letztlich zur Osteoporose.

Die Milch enthält in der Tat viel Kalzium, doch gleichzeitig hat sie einen hohen Anteil an Protein. Und je mehr Eiweiß Sie zu sich nehmen, umso mehr Kalzium scheiden Sie über die Niere wieder aus – unabhängig davon, wie viel Kalzium Sie aufnehmen[15].

Machen Sie sich also keine Sorgen über einen potenziellen Mangel an Proteinen und Kalzium. Sie bekommen auf jeden Fall ausreichend Proteine – nur nicht aus tierischen Produkten, sondern aus Pflanzen. Und auch für Kalzium ist bestens gesorgt, denn das Kalzium, das in Pflanzen enthalten ist, wird vom Körper wesentlich besser genutzt als das Kalzium aus den Milchprodukten.

Gesunde vegane Ernährung ist ganz einfach

Um gesund zu werden, brauchen Sie kein Fleisch und keine Milchprodukte. Das Gegenteil ist der Fall. Ihre bisherige Ernährung hat dazu beigetragen, dass Sie in die jetzige Lage geraten sind. Ich versichere Ihnen, dass Sie, wenn Sie einige wenige Regeln befolgen, keinerlei Nachteil durch eine Ernährung erfahren werden, die frei von tierischem Eiweiß ist – im Gegenteil, Sie ersparen Ihrem Körper viel Arbeit und Ärger.

Der Arzt Dr. Henrich hat in seinem Buch *Vegan Gesund* sie-

ben Regeln der gesunden veganen Ernährung aufgestellt, die
ich Ihnen hier vorstellen möchte.

Die sieben Regeln der gesunden veganen Ernährung nach Dr. Henrich

Regel 1 ist die wichtigste Regel: Ernähren Sie sich so abwechslungsreich wie möglich.

Regel 2: Nehmen Sie Vitamin B12 als Nahrungsergänzung, im Winter außerdem Vitamin D. Jod erhalten Sie aus Algen oder Jodsalz.

Regel 3: Trinken Sie zu den Mahlzeiten Vitamin-C-haltige Getränke, um die Eisenaufnahme zu optimieren.

Regel 4: Meiden Sie raffinierte Zucker und Auszugsmehl.

Regel 5: Verwenden sie nur sehr wenig zusätzliche Fette und Öle. Dies gilt nicht für Kleinkinder.

Regel 6: Konsumieren Sie eher selten industriell verarbeitete Nahrungsmittel.

Regel 7: Bevorzugen Sie frische Früchte, Gemüse, Hülsenfrüchte und Vollkornprodukte.

Superfutter für die Mitochondrien

Wenn Sie die oben aufgeführten sieben Regeln der veganen Ernährung in Ihrem Alltag umsetzen, wird sich Ihr Befinden schon gravierend verbessern. Mir geht es hier allerdings nicht allein um die vegane Ernährung, sondern darum, Ihre Mitochondrien mit maximaler Lebenskraft zu versorgen.

Die mitotropen Substanzen

Dafür brauchen Sie deutlich mehr als nur die richtige Ansammlung einzelner Nährstoffe. Schaut man sich an, welche Substanzen für den Stoffwechsel der Mitochondrien notwendig sind, so trifft man auf die sogenannten mitotropen Substanzen. Ohne sie können unsere kleinen Freunde nicht richtig oder gar nicht funktionieren.

- **L-Carnitin** ist der Türöffner für die Fettsäuren, die in den Mitochondrien zur ATP-Produktion benötigt werden. **Coenzym Q10** ist ein Enzym, ohne das die Atmungskette nicht funktioniert. Diese beiden Substanzen sind sogenannte Schrittmacher im mitochondrialen Stoffwechsel und von daher essenziell, das bedeutet, ohne sie geht nichts.
- **Alpha-Liponsäure** ist eine geniale Fettsäure, deren Hauptaufgabe die Entgiftung ist. Sie macht toxische Substanzen, die in unserem Körper entstehen, unschädlich. Sie regeneriert

wichtige Stoffe wie Vitamin C und E und Glutathion. Letzteres ist wiederum eine entgiftende Substanz im Inneren der Mitochondrien.

- **B-Vitamine** (hier speziell die Vitamine B1, B2, B3, B12) werden bei der Verarbeitung von Kohlenhydraten benötigt. Und Kohlenhydrate werden als Substrate bei der ATP-Produktion gebraucht.
- **Folsäure** ist erforderlich bei der Verarbeitung von Aminosäuren (Eiweißbausteinen).
- **Magnesium** ist wichtig im letzten Schritt der Atmungskette, hier entsteht aus der Vorstufe letztlich das ATP.
- **Mangan**, **Kupfer** und **Zink** sind wichtig für ein Enzym in den Mitochondrien.
- **Omega-3-Fettsäuren** steuern den gesamten Wasser-, Enzym- und Hormonhaushalt. Für den Aufbau des Atmungsferments Zytochromoxidase sind Omega-3-Fettsäuren unentbehrlich.
- Auch die **Vitamine C, E, A, D** und **K** sind unverzichtbare Helfer im Zellstoffwechsel.

All diese Substanzen bekommen Sie in Form von Kapseln oder Lösungen in der Apotheke. Aber der menschliche Körper ist nicht dafür geschaffen, sich mit Pillen und Tropfen gesund zu erhalten. Unsere Organe sind in der Lage, mit natürlich vorhandenen Nahrungsmitteln unseren Stoffwechsel optimal in Gang zu halten.

Superfutter enthält alle mitotropen Substanzen

Sämtliche mitotropen Substanzen können Sie mit Ihrer täglichen Nahrung in ausreichender Menge aufnehmen. Die Natur hat diesen Tisch schon seit Ewigkeiten bestens gedeckt. Aber im

Laufe der Jahre, im Laufe der Zeit, haben Sie vergessen, wie gesundes Essen funktioniert. Sie haben es vergessen, weil Sie überwiegend mit industriell verarbeiteten Lebensmitteln versorgt werden, die sehr praktisch sind, gut schmecken und lange haltbar sind. Sie haben es vergessen, weil Sie daran glaubten, dass Milch Sie fit und Fleisch Sie stark machen würde, dass die Extraportion Milch in der Milchschnitte sehr wertvoll und der Hunger zwischendurch mit energiespendender Schoko-Nuss-Waffel zu stillen sei. Vielleicht glaubten Sie auch, dass ein Kinobesuch nur mit Popcorn oder Nachos und Cola das perfekte Erlebnis sei. Sie haben sich mit Ihrer alltäglichen modernen Ernährungspraxis weit von dem entfernt, wonach Ihr Körper, Ihre Zellen und Ihre kleinen Freunde lechzen. Ihnen ist das natürliche Sättigungsgefühl abhandengekommen. »Irgendetwas fehlt noch: vielleicht noch einen kleinen Nachtisch, oder noch ein Scheibchen Wurst, oder eine Tasse Kaffee?« Obwohl Sie satt sind, sagt etwas in Ihnen, dass noch irgendetwas fehlt. Ihre Zellen signalisieren einen Mangel. Und dieser Mangel ist nicht mit irgendeiner Nascherei zu beheben. Nein, dafür gibt es ganz besondere Stoffe, die Frieden in Ihr Essverhalten bringen. Es ist das Superfutter, das mit mitotropen Substanzen prall gefüllt ist. Es ist unverzichtbar für die perfekte Funktion Ihrer Mitochondrien, für Ihre Regeneration, für Ihre optimale Gesundheit und Leistungsfähigkeit.

Essen Sie lebendige Nahrungsmittel!

Die allerwichtigste Eigenschaft des Superfutters ist, dass es lebendig ist! Lebendig sind frisch geerntete, knackige, reife Gemüse, Kräuter, Salate und Obstsorten, das sind Samen, Nüsse und Getreidesorten, die keimfähig sind, aus denen selbstverständlich neue Pflanzen entstehen können. Das ist das Sauerkraut, das durch lebendige Milchsäurebakterien haltbar bleibt, oder der russische Kwass, ein Milchsäurebakterien enthaltendes Getränk aus Gemüse und gekeimtem Getreide. Das alles sind LEBENSmittel, die lebenserhaltend sind, die so viel Energie in sich tragen, dass diese von unserem Körper optimal umgesetzt werden kann.

Sorgen Sie selbst dafür, dass Sie täglich wirklich lebendige Nahrungsmittel zu sich nehmen. Damit meine ich zum Beispiel die Radieschen, die erst am frühen Morgen geerntet wurden und mittags in Ihrem Salat landen. Oder die Kräuter, die Sie gerade erst im Topf oder Beet abgeschnitten haben, bevor Sie sie über Ihre frisch gekochte Gemüsesuppe streuen. Je frischer, umso »lebendiger« und umso »energiehaltiger« ist das, was auf Ihrem Teller und in Ihrem Bauch landet. Frisches, reifes Obst, knackiges Gemüse und frische Kräuter sind die Energieträger, die Sie täglich auf Ihrem Speiseplan haben sollten. Diese fruchtigen und gemüsigen Kraftpakete, die in unserer Erde wachsen, an unseren Sträuchern und Bäumen reifen, sind optimale Lieferanten von köstlichen Nährstoffen, die unsere Mitochondrien unterstützen.

Je kürzer der Weg vom Acker bzw. Baum auf Ihren Teller ist, umso mehr Inhaltsstoffe stehen Ihnen zur Verfügung. Erst wenn eine Frucht richtig ausgereift ist, hat sie den höchsten Nährstoffgehalt. Oft werden Früchte auf Kosten des Nährstoffgehalts viel zu früh geerntet, um sie transport- und lagerfähig zu machen. Bei Raumtemperatur gelagert, können Obst und Gemüse pro Tag bis zu 50 Prozent ihrer wertvollen Inhaltsstoffe verlieren. Früchte aus biologischem Anbau enthalten deutlich mehr Mineralstoffe, Vitamine und Antioxidantien als konventionell angebaute Früchte[16]. Wenn Sie also eine hohe Nährstoffdichte gewährleisten wollen, dann sollten Sie Obst und Gemüse möglichst in Bioqualität einkaufen. Aber Achtung! Bio ist nicht gleich Bio.

Achten Sie auf die Biosiegel

Klärschlamm ist der Rest, der bei der Abwasserreinigung übrig bleibt, er wird traditionell in der Landwirtschaft als Dünger eingesetzt. Auf diese Weise gelangen jedes Jahr Tonnen von Klärschlamm in die Umwelt – und damit auch Hormone, Arzneimittelrückstände und Mikroschadstoffe. Forscher warnen: Sind die Stoffe erst einmal im Boden, lassen sie sich kaum mehr kontrollieren. Es können sogar neue Verbindungen entstehen, die toxischer sind als die Ausgangsstoffe. Giftige Schwermetalle gelangen mit dem Klärschlamm unkontrolliert in den Boden. Erst durch eine Reihe von Cadmium- und Dioxinskandalen auf dem Acker wuchs das Bewusstsein für das Risiko der kostenlosen Düngung[17]. Wussten Sie, dass Klärschlamm laut EU-Bio-Verordnung ein erlaubter Dünger auch für Bioprodukte ist? Das EU-Biosiegel ist das aus 12 Sternen bestehende Blatt auf grünem Untergrund. Wenn Sie ab jetzt für sich selbst die beste Qualität einkaufen wollen, dann sollten Sie besser auf die Siegel Demeter, Bioland oder Naturland achten.

Kaufen Sie regional und saisonal

Kaufen Sie das, was regional und saisonal verfügbar ist. Kaufen Sie die Erdbeeren, wenn sie hier auf den Feldern reifen, kaufen Sie Äpfel, wenn sie hier an den Bäumen reifen und im kühlen Keller gelagert werden können. Und wenn die Äpfel aus Deutschland im Frühjahr aufgegessen sind, dann machen Sie eine Apfelpause und kaufen nicht die frischen Äpfel aus Argentinien. Bis die Kirschen reif werden, können Sie die Zeit mit

Trockenfrüchten überbrücken, die Sie weiterhin mit vielen Mineralstoffen versorgen. Kaufen Sie den Salat als knackigen Kopf, und meiden Sie die vorgeputzten Salate aus der Kühltheke. Durch das Waschen, Auseinanderzupfen und Lagern gehen schon viele Inhaltsstoffe verloren.

Das Superfutter

Kaufen Sie frische Lebensmittel der Saison aus der Region. Doch welche Produkte sollten es sein? Welche Nahrungsmittel enthalten besonders viele mitotrope und andere Nährstoffe, die für unsere Mitochondrien so wichtig sind? Was zählt zum Superfutter?

Frische Wildkräuter

Kräuter sollten täglich auf Ihrem Speiseplan stehen. Auch wenn sie nur in kleinen Mengen verwendet werden, so sind insbesondere Wildkräuter mit ihrer unschlagbaren Nährstoffdichte von unschätzbarem Wert. Vergleicht man den Mineralstoffgehalt von Kulturgemüse wie Kopfsalat, Mangold und Weißkohl mit dem von Löwenzahn, Brennnesseln und Gänseblümchen, so zeigt sich, dass die Wildkräuter ungefähr drei- bis viermal so viel Kalium, Magnesium, Kalzium und fast achtmal so viel Eisen enthalten wie Kulturgemüse[18]. Beim Vitamin C schaffen es die Wildkräuter auf das Fünf- bis Zehnfache und beim Vitamin A auf das Zwanzigfache. Das Wunderbare an Wildkräutern ist, dass sie in jedem Garten zu finden sind, dass sie keinen Dünger brauchen und nicht gegossen oder beregnet werden müssen. Sie besitzen so viel Energie, dass sie auch ohne unsere Unterstützung überall wachsen. Sammeln Sie in der warmen Jahreszeit täglich ein paar Gänseblümchenblätter, etwas Vogel-

miere oder Brennnessel- und Löwenzahnblätter und geben
diese kleingeschnitten in den Salat oder einfach aufs Butterbrot.
Auf diese Weise versorgen Sie sich mit einer Extraportion
Superfutter für Ihre Mitochondrien. Und wenn Ihnen das Kräu-
tersammeln zu lästig oder unpraktisch ist, dann kaufen Sie sich
jeden zweiten Tag frische Kräuter im Gemüseladen, die Sie anstelle der Wildkräuter nutzen.

Buchweizen

Buchweizen ist eines der wertvollsten Lebensmittel und aufgrund seiner Inhaltsstoffe ein perfektes Superfutter für Mitochondrien. In roher Form enthält er die B-Vitamine B2, B3, B6
und Folsäure und ist prall gefüllt mit den Mineralstoffen Magnesium, Phosphor und Kupfer. Er liefert Kieselsäure für die
Knochen, Haare und Nägel sowie das relativ seltene Spurenelement Mangan, das für unsere kleinen Freunde unverzichtbar
ist. Außerdem ist Buchweizen eine perfekte Proteinquelle: Er
enthält alle acht essenziellen Aminosäuren, insbesondere Tryptophan und Lysin, und stärkt Gehirn und Nerven. Buchweizen
enthält wertvolle Ballaststoffe, die für Ihre Verdauung wichtig
sind. Aus den Ballaststoffen können Ihre Darmbakterien nämlich ganz besonders wertvolle Fettsäuren herstellen. Buchweizen ist auch eine gute Quelle für Querzetin, ein Enzym, das
antiallergisch wirkt, die Blutgefäße schützt und das Immunsystem aktiviert. Schließlich enthält er Flavonoide, die antioxidativ
(d. h. entgiftend) wirken und die Fließeigenschaften des Blutes
verbessern. Flavonoide sind Blütenfarbstoffe, die viele positive
Eigenschaften für Ihren Stoffwechsel bereithalten.

Hafer

Der Hafer steckt voller B-Vitamine (B1, B6, Biotin), und er enthält mehr Eisen als Fleisch! Dieses Eisen braucht zwar Vitamin C, damit es gut resorbiert werden kann, doch das Obst bzw. das Gemüse, das in der Regel mit Hafer kombiniert wird, liefert genug davon. Auch Magnesium, Silizium (wichtig für Haare und Nägel) und reichlich Ballaststoffe bringt der Hafer mit. Die Ballaststoffe aus dem Hafer, Beta-Glucane genannt, haben eine Besonderheit: Sie helfen gegen erhöhte Blutfette, insbesondere Cholesterin und LDL, wirken regulierend auf die Insulinresistenz, antientzündlich und antioxidativ. Für eine positive Wirkung auf die Blutwerte sind 3 Gramm Beta-Glucan als Tagesdosis erforderlich. Diese Menge ist in einer normalen Portion Hafer, die Sie zum Beispiel zum Frühstück essen, enthalten. So ist der Hafer das ideale tägliche Superfutter für die Mitochondrien.

Besonders wertvoll ist Nackthafer. »Nackt« wird das Getreide bezeichnet, weil die Spelzen sich beim Dreschen leicht lösen. Normalerweise wird der Hafer auf bis zu 80 Grad erhitzt, damit seine Spelzen abfallen können. Durch diese hohe Temperatur verliert der Hafer einige Vitamine, und die Proteine verändern sich. Das passiert beim Nackthafer nicht, denn hier entfällt die Wärmebehandlung zur Entspelzung. Proteine verändern ihre Form durch Hitzeeinwirkung über 42 Grad, und wenn Sie sich an das Kapitel »Wunderwerk Zelle« erinnern, dann wissen Sie noch, dass Proteine durch ihre ganz spezielle Form an den Zellmembranen wie ein Schlüssel ins Schloss passen und nur so ganz bestimmte Prozesse in Gang bringen können. Für Ihre Zellgesundheit ist es daher absolut wichtig, dass Sie unveränderte, pflanzliche Proteine zu sich nehmen, also einen Teil Ihrer Nahrung unverarbeitet essen. Nur so können Sie Ihr angestrebtes Ziel der energiegeladenen Gesundheit erreichen.

Hirse

Die Hirse ist eine perfekte Ergänzung für diejenigen, die Buchweizen oder Nackthafer nicht so gerne mögen oder einfach geschmackliche Abwechslung lieben. Hirse enthält richtig viel Magnesium, reichlich Kupfer, Zink und Mangan, die Vitamine B1, B3, B5, B6, B9 und Folsäure sowie alle acht essenziellen Aminosäuren: Isoleucin, Leucin, Lysin, Methionin, Phenylalanin, Threonin, Tryptophan und Valin. Nicht zu vergessen das Silizium, das für die Stabilität von Knochen und das Wachstum von Haaren und Nägeln wichtig ist. Hirse ist ein Kraftpaket, das Ihre kleinen Freunde bestens unterstützt.

Im Handel wird in der Regel Goldhirse angeboten, sie ist bereits geschält. Weichen Sie die Hirse abends ein und spülen Sie sie am Morgen ab, bevor Sie sie 20 Minuten mit etwas Salz und Wasser im Verhältnis 1:2 kochen. Es gibt auch eine sehr kleinkörnige Hirse, die neuerdings aus China zu uns kommt. Sie schmeckt etwas milder und ist in nur 10 Minuten gar.

Zur Aufwertung der Goldhirse empfehle ich Ihnen, 2 Esslöffel gemahlene Braunhirse dazuzugeben. Die Braunhirse wird roh verwendet. Sie sollte frisch vermahlen sein, denn dann stehen Ihnen noch all ihre Inhaltsstoffe zur Verfügung, inklusive der nativen, also nicht durch Hitzeeinwirkung veränderten Proteine. Eine weitere Möglichkeit ist, die Braunhirse nicht als Mehl einzukaufen, sondern sie in kompletter Form vorzukeimen. Das braucht allerdings einiges an Vorbereitungszeit. Die Braunhirsekörner müssen ca. 18 Stunden in Wasser eingeweicht werden und anschließend auf einem Teller, mit feuchtem Küchentuch bedeckt drei bis vier Tage zum Keimen gebracht werden. Dann ist die Ausbeute an Power-Mineralien und -Vitaminen unschlagbar. Durch den Keimprozess vervielfachen sich die enthaltenen Enzyme und Vitamine bis auf das 200-Fache.

Honig

Ein wohlschmeckendes, natürliches und gesundheitsförderndes Süßungsmittel ist kalt geschleuderter Honig – allerdings sollten Sie ihn nur in kleinen Mengen verwenden, denn seine köstlichen Hauptbestandteile sind Frucht- und Traubenzucker. Und Sie sollten mit jeglicher Art von Zucker sparsam sein. Honig versüßt die Speisen aber nicht nur, sondern versorgt Sie auch mit wertvollen Enzymen und Mineralstoffen. Fast 200 verschiedene Inhaltsstoffe sind im Honig zu finden. Er enthält viele Mineralstoffe (Kalzium, Magnesium, Kalium, Natrium, Phosphor, Schwefel), Spurenelemente (Kupfer, Eisen, Fluor, Mangan und Zink), Proteine, Enzyme, Aminosäuren, Vitamine (C, B6, B2), Pflanzenfarbstoffe sowie natürliche Aromastoffe.

Leinsamen

Die Leinsamen liefern in der frisch geschroteten Form reichlich Omega-3-Fettsäuren und wertvolle Ballaststoffe, die Ihren Darmbakterien guttun. Das Schroten ist wichtig, um die Leinsamen aufzubrechen, denn nur dann kann der Körper an die besonders kostbaren Omega-3-Fettsäuren rankommen. Ungeschrotet taugen Leinsamen prima zur Beschleunigung der Verdauung, aber nicht als Quelle für die Omega-3-Fettsäure.

Leinsamen sollten immer möglichst frisch geschrotet werden, denn sobald die Fettsäuren mit Sauerstoff in Verbindung kommen, verändern sie sich und verlieren einen Teil ihrer Wirksamkeit. Vielleicht haben Sie eine kleine Kaffeemühle, in der Sie Leinsamen portionsweise selbst schroten können.

Leider reichert sich in Leinsamen, ebenso wie in Mohn, Sesam und Sonnenblumenkernen sowie Weizen das Umweltgift Kadmium an[19]. Davon sind insbesondere Pflanzen betroffen, die im konventionellen Anbau mit Klärschlamm gedüngt werden. Deshalb ist es wichtig, bei der Auswahl der Leinsamen sowie des Leinöls darauf zu achten, dass die Produkte aus kontrolliert biologischem Anbau stammen, am besten in Demeter-Qualität.

Äpfel

Der Apfel sollte wirklich täglich auf Ihrem Speiseplan stehen. Er ist das gesündeste Obst, das uns zur Verfügung steht. Äpfel sind prall gefüllt mit wertvollen Mineralien, Vitaminen und Polyphenolen. Polyphenole sind pflanzliche Farbstoffe, die dem Körper bei der Entgiftung und im Kampf gegen Entzündungen sowie beim Abbau freier Radikale helfen. Sie können sogar Kalkablagerungen in den Blutgefäßen reduzieren. Diese gesundheitsfördernden Pflanzenfarbstoffe tragen zur Farbe und zum Geschmack von Obst und Gemüse bei. Je intensiver die Färbung ist, umso mehr Farbstoffe sind im jeweiligen Obst enthalten.

Die Sorten Berlepsch, Ontario, Boskoop und Goldparmäne enthalten besonders viel Vitamin C. Wie hoch der Vitamin-C-Gehalt eines Apfels ist, erkennen Sie übrigens daran, wie schnell er braun wird, wenn Sie ihn angeschnitten liegen lassen. Bleibt das Fruchtfleisch lange hell, dann enthält er viel Vitamin C. Auch die Farbe der Schale gibt einen Hinweis auf die Qualität des Apfels. Je intensiver seine Färbung ist, umso mehr Inhaltsstoffe enthält der Apfel[20].

Als sekundären Pflanzenfarbstoff enthalten Äpfel das wertvolle Querzetin, das in der Apfelschale sitzt und antioxidativ wirkt, das bedeutet, dass es bei der Entgiftung im Zellstoffwechsel hilft und freie Radikale wirkungsvoll abfangen kann. Besonders wertvoll werden Äpfel auch durch ihren Gehalt an Vitamin B3 (Niacin), das den Blutzuckerspiegel reguliert. Der hohe Gehalt an Pektin hilft den Cholesterinspiegel zu senken.

Beeren

Die farbintensiven Beeren wie Heidelbeeren, Himbeeren und Brombeeren haben nur eine kurze Saison. Deshalb sollten Sie die Gelegenheit nutzen und von Mai bis Juli täglich Beeren essen. Die als Superfutter tauglichen Waldheidelbeeren sind leider nur noch selten auf dem Markt verfügbar. Sie sind von den dicken, leicht zu handhabenden Kulturheidelbeeren verdrängt worden. Letztere enthalten viel weniger Inhaltsstoffe und nur ganz geringe Mengen von den wertvollen Pflanzenfarbstoffen, die für Ihre kleinen Freunde sehr wichtig und hilfreich sind. Wenn Sie Kulturheidelbeeren essen, bekommen Sie keine lila Zunge. Deshalb halten Sie Ausschau nach Waldheidelbeeren, die Ihnen nicht nur die blaue Zunge, sondern hochwirksame und sehr wertvolle Polyphenole liefern. Die Polyphenole der Waldheidelbeere heißen Anthocyane und schützen die Mitochondrien vor freien Radikalen und verlangsamen die Zellalterung. Außerhalb der Saison können Sie Waldheidelbeeren tiefgefroren kaufen oder auch getrocknet im Reformhaus oder in der Apotheke. Achten Sie bei den getrockneten Beeren aber darauf, dass sie nicht gezuckert sind.

Nüsse und Samen

Bei den Nüssen empfehle ich Ihnen Walnüsse und Mandeln. Walnüsse enthalten reichlich Omega-3-Fettsäuren, Kalzium, Magnesium und die Vitamine A und E. Weiterhin sind Eisen, Zink und Selen darin zu finden, neben wertvollen Proteinen und Ballaststoffen. Noch mehr Kalzium, Magnesium und richtig viel Vitamin E enthalten Mandeln. Vitamin E ist ein sehr starkes Antioxidans, es unterstützt also die Entgiftung im Mitochondrien-Stoffwechsel.

Walnüsse und Mandeln sollten Sie vor dem Verzehr für einige

Stunden einweichen und abspülen. Dadurch lösen sich verdauungshemmende Enzyme, die alle Nüsse, aber auch alle Getreide, als Fressschutz gegen Insekten produzieren. Diese Phytinsäure löst sich zum Teil durch das Einweichen ab und wird durch das Keimen durch ein weiteres Enzym – die Phytase – abgebaut. Diese Vorbereitung ist wichtig, denn die Phytinsäure hemmt Ihre Verdauungsenzyme ebenso wie die Resorption von verschiedenen Mineralstoffen.

Mit täglich vier bis sechs Walnüssen oder Mandeln versorgen Sie sich mit einer Extraportion Superfutter für Ihre Mitochondrien.

Möhren

Die herausragende Besonderheit der Möhren ist ihr Gehalt an Karotin, der Vorstufe von Vitamin A. Dieses Vitamin unterstützt Ihre Sehfähigkeit, aktiviert Ihr Immunsystem und wirkt antioxidativ und damit schützend für die Zellen. Möhren enthalten viel Kalium, Kalzium und Magnesium und eine ganze Reihe weiterer Mineralstoffe. Neben Karotin enthalten sie die Vitamine E und B sowie viele Ballaststoffe als besondere Leckerbissen für Ihre Darmbakterien. Möhren sind das ganze Jahr über verfügbar. Ganz frisch, am besten als Bundmöhren mit ihren grünen Fiederblättern, sind sie ein prall gefülltes Superfutter. Werfen Sie das Möhrengrün nicht weg, es enthält viele Inhaltsstoffe und besitzt einen deutlichen Möhrengeschmack. Schneiden Sie es klein und streuen Sie es auf den Quark, über den Salat oder aufs Brot.

Rote Bete

Diese Knolle hat es in sich. Sie liefert nicht nur die Vitamine A, C, B und Folsäure, sondern auch reichlich Mineralstoffe: Kalium, Kalzium, Magnesium und viel Eisen. Der intensiv rote Farbstoff der Knolle heißt Betanin und gehört zu den Polyphenolen. Diese Pflanzenfarbstoffe unterstützen den Zellstoffwechsel, tragen zur Mitochondrien-Regeneration bei und stärken das Immunsystem.

Wird sie roh verzehrt, stehen Ihrem Stoffwechsel auch die Farbstoffe fast komplett zur Verfügung. Am besten wird sie fein gerieben und mit Möhre und Apfel gemischt, dann tritt ihr manchmal etwas erdiger Geschmack in den Hintergrund. Wenn Sie gekochte rote Bete essen, wird die rote Farbe über den Urin ausgeschieden, beim Verzehr der rohen Knolle passiert das nicht.

Paprikaschoten

Paprikaschoten sind die perfekten Vitamin-C-Spender, solange sie roh verzehrt werden. Und nicht nur das, sie enthalten auch Karotin, B-Vitamine und Vitamin E, außerdem das antioxidativ wirksame Lykopin sowie reichlich Mineralstoffe.

Tomaten

Auch Tomaten enthalten eine große Menge an Mineralstoffen, Vitaminen und sekundären Pflanzenstoffen. Hervorzuheben ist das Lykopin, das antioxidativ wirkt und damit die Zellen vor freien Radikalen schützt. Der Gehalt an Lykopin ist abhängig vom Erntezeitpunkt der Tomaten. Vollreif, in der Saison aus Freilandanbau geerntet, haben sie den höchsten Gehalt an Inhaltsstoffen. Gewächshaustomaten sind den Freiland-Tomaten in Geschmack und Lykopin-Gehalt deutlich unterlegen, daher sind nur frische Tomaten in der Sommersaison als Superfutter geeignet.

Das Frühstück

Ob fruchtig oder eher gemüsig angerichtet – das Frühstück ist der Power-Start in Ihren Tag und versorgt schon am Morgen Ihre Mitochondrien optimal mit Nährstoffen. Buchweizen, Hafer oder Hirse sind eine ideale Basis, für Abwechslung sorgen Obst und Gemüse je nach Jahreszeit und Geschmack sowie verschiedene Nüsse und Samen. Verwenden Sie nach Möglichkeit Produkte in Demeter- oder Bioland-/bzw. Naturland-Qualität. Die Bauern, die entsprechend dieser Qualitätssiegel produzieren, sorgen für die bestmögliche Qualität ihrer Erzeugnisse.

Wenn Sie ab und zu sonntags eine Ausnahme machen und ein Brötchen mit Marmelade essen möchten, dann werden Ihre Mitochondrien durchaus auch mal ein Auge zudrücken und Ihnen nicht gleich den Dienst versagen. Es sollte jedoch die Ausnahme bleiben.

Buchweizenfrühstück

Zutaten für 1 Portion
3 EL eingeweichter oder gekeimter Buchweizen
1–2 TL Honig
2 EL frisch geschroteter Leinsamen
1–2 EL Bio-Leinöl
1 Apfel
1 Hand voll Obst oder Früchte nach Saison, z. B. Aprikosen, Heidelbeeren, Himbeeren, Brombeeren, Pflaumen, Birnen, Orangen
2 EL Sonnenblumenkerne oder Haselnüsse, Walnüsse, Mandeln nach Geschmack; eingeweicht und abgespült

Zubereitung

Den Buchweizen nach Bedarf mit Honig süßen, Leinsamen und Leinöl untermischen.

Den Apfel raspeln und ebenfalls untermischen, außerdem Obst oder Früchte der Saison.

Alles mit Sonnenblumenkernen oder Nüssen bestreuen.

Buchweizen einweichen bzw. keimen

Den Buchweizen weichen Sie am Vorabend in etwas Wasser ein. Bevor Sie ihn morgens verwenden, spülen Sie ihn kurz ab und lassen ihn abtropfen. Für gekeimten Buchweizen brauchen Sie etwas mehr Zeit: Geben Sie die eingeweichten Körner nach dem Abspülen und Abtropfen in ein Schälchen, das Sie abgedeckt 24 bis 48 Stunden stehen lassen. Der Buchweizen beginnt nach 24 Stunden zu keimen und produziert dadurch eine noch höhere Energiedichte und viele zusätzliche Enzyme, die Ihnen zugutekommen. Der Gehalt an Enzymen und Vitaminen kann durch das Keimen bis auf das 300-Fache ansteigen[21].

Gekeimte Sonnenblumenkerne

Besonders wertvoll werden sie, wenn sie nach dem Einweichen einen Tag keimen. Dann liefern sie den Extra-Kick.

Variante: Warmes Buchweizenfrühstück

Für ein warmes Frühstück schroten Sie den Buchweizen und übergießen 3 EL davon mit kochend heißem Wasser. Rühren Sie kurz um, bis das Schrot das Wasser aufgesogen hat. Geben Sie noch etwas mehr Wasser dazu, denn der Buchweizen wird noch etwas nachquellen.

Den Brei mischen Sie dann wie oben beschrieben mit Leinsamen, Leinöl und Obst oder Gemüse.

Variante: Haferfrühstück

Statt Buchweizen können Sie auch Nackthafer verwenden. Dieser wird wie der Buchweizen am Vorabend eingeweicht und kann ebenfalls bis zu 48 Stunden keimen.

Variante: Hirsefrühstück

Goldhirse ist ebenfalls geeignet, sie muss jedoch gekocht werden.

Lassen Sie 50 Gramm Hirse mindestens 30 Minuten einweichen. Dann abspülen, mit 100 ml Wasser und etwas Salz aufkochen und 20–30 Minuten kochen, bis die Hirse weich ist.

Wenn Sie morgens nicht genügend Zeit haben, kochen Sie die Hirse am Abend zuvor. Am nächsten Morgen kann sie wie der Buchweizen oder der Hafer weiterverarbeitet werden.

Herzhaftes Frühstück

Zutaten für 1 Portion

3 EL Buchweizen

2 EL frisch geschroteter Leinsamen

1–2 EL Bio-Leinöl

1 Apfel

Möhre und rote Bete; oder Tomate, Paprikaschote, Gurke, Radieschen

Petersilie, fein gehackt

evtl. Blattgrün von Möhre, roter Bete oder Radieschen, fein gehackt

2 EL Sonnenblumenkerne oder Haselnüsse, Walnüsse, Mandeln nach Geschmack; eingeweicht und abgespült

Zubereitung

Den Buchweizen mit Leinsamen und Leinöl mischen.

Den Apfel raspeln und ebenfalls untermischen, außerdem geraspeltes oder klein geschnittenes Gemüse und Petersilie und Blattgrün.

Alles mit Sonnenblumenkernen oder Nüssen bestreuen.

Variante

Auch sehr interessant schmeckt es, wenn Sie zwei Teelöffel vorgeweichte und fein geschnittene Wakame-Algen dazugeben, die liefern viele Aminosäuren und Jod. Zum Algengeschmack harmoniert Sesamsaat besonders gut.

Die süße Falle

Das Marmeladenbrötchen oder das Croissant mit veganem Nuss-Nougat-Aufstrich sollte die Ausnahme bleiben. Denn zuckerhaltige Süßigkeiten zum Frühstück stellen Ihnen eine üble Falle. Der Zucker aus der Marmelade, der Nuss-Nougat-Creme oder dem weißen Mehl Ihres Brötchens oder Croissants sorgt für einen raschen Blutzucker-Anstieg. In der Folge steigt auch Ihr Insulin flott an, um den Zucker schnell in die Zellen einzuschleusen. Wenn das geschehen ist, sinkt der Insulin-Spiegel in Ihrem Blut sofort wieder. Und jetzt wird in Ihrem Gehirn ein Botenstoff freigesetzt, der Ihnen signalisiert: »Ich habe Hunger! Ich brauch jetzt noch was! Irgendwas will ich jetzt noch essen!« Dann sitzen Sie da, haben prima gefrühstückt, der Magen ist gefüllt, aber Sie fühlen sich nicht satt. Das ist die Falle, die Ihnen die Kohlenhydrate auf nüchternen Magen stellen. Wenn Sie in dieser Falle stecken, wird es Ihnen schwerfallen, sich auf die regenerierende Ernährung zu konzentrieren. Denn die Stimme bleibt Ihnen den ganzen Tag über erhalten.

Aus diesem Grund ist es sinnvoller, einen süßen Nachtisch zu essen, wenn Sie hin und wieder unbedingt etwas Süßes brauchen. Zum Beispiel nach dem Mittag- oder Abendessen. Dann kommt es nicht zu diesem raschen Blutzucker-Anstieg mit den oben beschriebenen Folgen, und Sie können sich auch mal kleine Leckereien gönnen, ohne dass Sie gleich zum Spielball Ihrer Botenstoffe werden.

Zum Beispiel eines der folgenden beiden Rezepte. Die Schokocreme und die Trüffel sind süß, köstlich und supergesund. Sie können sie auf Vorrat herstellen und im Kühl- oder Gefrierschrank aufbewahren. So sind diese kleinen Seelentröster immer greifbar und verhindern, dass Sie in die Versuchung kommen, zu ungesunden Fertigsüßigkeiten zu greifen.

Kakao-Nuss-Creme

Zutaten
3 EL rohes Kakaopulver
2 EL Karob-Pulver (aus Johannisbrot)
½ Tasse gekeimte Sonnenblumenkerne
1 EL Stevia-Konzentrat oder 2 EL Agavendicksaft
½ TL Vanillepulver
1 Tasse Reis- oder Mandelmilch
½ Tasse Cashewkerne

Zubereitung
Alle Zutaten im Standmixer mixen – und schon haben Sie ein köstlich-gesundes schokoladiges Etwas produziert, das Ihnen ab und zu Ihr Leben versüßen kann.

Schokotrüffel

Zutaten
2 Tassen Walnüsse über Nacht eingeweicht, abgespült und getrocknet
2 Tassen Rosinen
1 EL Olivenöl
Saft von 1 Zitrone

Für die Dekoration
Kakaopulver
Sesamsamen
Mohnsamen
Kokosflocken

Zubereitung
In einem Standmixer die Walnüsse sehr fein hacken, dieses Nussmehl in eine Schüssel geben.

Anschließend die Rosinen mit dem Olivenöl und dem Zitronensaft mixen, zum Nussmehl geben und alles gut verkneten.

Aus diesem Teig kleine Kugeln formen und nach Belieben im Kakaopulver oder in den Samen oder Kokosflocken rollen.

Wenn Sie Ihre Trüffel ganz besonders hübsch herrichten wollen, drücken Sie eine kleine Vertiefung in jede Kugel und legen noch eine Nuss oder eine Rosine oder eine frische Himbeere oder Erdbeere hinein.

Zum Frühstück – nur noch mitochondrien-freundliches Superfutter

Haben Sie Ihre Gedankenmedizin schon eingenommen? Haben Sie Ihre Wahl getroffen und entschieden, dass Sie Ihre Idee, gesund und leistungsfähig zu sein, jetzt in Wort und Tat umsetzen? Das bedeutet, dass Sie in Zukunft Ihren Einkaufswagen mit einem neuen Bewusstsein für Ihre kleinen Freunde ganz anders füllen, als Sie es bisher getan haben.

Ignorieren Sie Müslimischung, Fruchtjoghurt, Wurst und Käse und packen Sie Hirse, Buchweizen, Hafer, frisches Obst, Gemüse, Leinsamen, Walnüsse und Mandeln in Ihren Korb. Das Leinöl lassen Sie sich am besten schicken, denn es muss frisch gepresst in Ihren dunklen Kühlschrank und sollte nicht tagelang im Verkaufsregal bei Raumtemperatur gelagert worden sein.

Kürbisstangen mit Kakao und Sesam

Diese kleinen Köstlichkeiten sind ausgezeichnete Mineralstoff-Spender, die sich insbesondere durch einen hohen Magnesiumgehalt auszeichnen. Wenn Sie die Rosinen durch getrocknete Heidelbeeren ersetzen, werden diese Stangen noch mit einer Extraportion antioxidativ wirksamer Pflanzenfarbstoffe aufgewertet. Die getrockneten Heidelbeeren sind oft mit Apfeldicksaft oder Zucker gesüßt. Reduzieren Sie dann den Anteil an Agaven- oder Apfeldicksaft nach Ihrem Geschmack.

Zutaten

150 g Hafer

100 g Kürbiskerne

100 g Sonnenblumenkerne, über Nacht eingeweicht und abgespült

90 g Sesamsamen

75 g Rosinen oder getrocknete Heidelbeeren

5 EL Sesam oder Sonnenblumenöl

5 EL Agaven- oder Apfeldicksaft

1 Prise Salz

Zubereitung

Zuerst den Hafer in der Küchenmaschine mixen. Anschließend alle anderen Zutaten zugeben und alles zu einer homogenen Masse mixen.

Die Masse etwa 1,5 cm dick auf ein mit Backpapier ausgelegtes Backblech streichen und entweder bei Raumtemperatur trocknen lassen oder bei 50 °C Umluft für 30 Minuten in den Backofen stellen. Dann den Ofen ausschalten, den Lüfter aber noch 30 Minuten weiterlaufen lassen.

Die Masse zu Riegel in beliebiger Größe schneiden.

Getränke

Was trinken Sie gerne? Kaffee, Tee oder Kakao zum Frühstück und sonst Wasser, Limo und auch mal ein Glas Wein oder Bier?

Sie ahnen es schon: Milch, Kaffeesahne, Instant-Kakao sowie Softdrinks und Fruchtsäfte sollten Sie im Regal stehen lassen. Diese Getränke tun Ihnen und Ihren Mitochondrien nichts Gutes. Hingegen sind Wasser, Tee und Kaffee die Getränke der

Wahl. Achten Sie bei Kaffee und Tee aber bitte darauf, biologisch angebaute Sorten zu wählen.

Kaffee aus Bioanbau

Wenn Sie gerne Kaffee trinken, dann sollten Sie auf konventionell angebauten Kaffee verzichten, denn beim exzessiven Kaffeeanbau werden reichlich Düngemittel und Chemikalien zur Schädlingsbekämpfung eingesetzt. Biokaffee ist durch das nachhaltige, ökologisch verträgliche Anbaukonzept deutlich weniger belastet.

Bei der Röstung der Kaffeebohnen entstehen toxische, krebsfördernde Substanzen wie Acrylamid und Furane, und zwar insbesondere wenn die Bohnen kurzzeitig sehr hoch erhitzt werden. Das ist auch bei Biokaffee der Fall. Doch es gibt Kaffee-Produzenten, die ihre Bohnen langsam rösten und nicht so stark erhitzen, wodurch weniger Acrylamid produziert wird.

Aber es gibt auch eine gute Nachricht: Glücklicherweise sind wir mit einem fantastischen Entgiftungs-Protein ausgerüstet, es heißt Glutathion und ist in jeder unserer Körperzellen vorhanden. Wenn unseren Zellen davon in ausreichendem Maße zur Verfügung steht, dann kann Glutathion dazu beitragen, dass das Acrylamid sehr schnell entgiftet und zur Ausscheidung gebracht wird[22]. Ich werde Ihnen später zeigen, wie Sie Ihren Glutathionspiegel optimieren können (siehe Kapitel »Der Schlüsselstoff Glutathion«).

Gönnen Sie sich also ganz bewusst diesen besonderen Genuss des duftenden Kaffees. Spüren Sie die Freude, die er Ihnen bringt und spüren Sie der wohltuend anregenden Wirkung in Ihrem Körper nach. Dann kann – auch durch die gleichzeitige Einnahme Ihrer Gedankenmedizin – dieser Genuss dazu beitragen, Glückshormone in Ihnen auszulösen. Dann können Sie diese Tasse Kaffee richtig genießen, sie wird Ihnen keinen Schaden zufügen. Aber denken Sie daran, Sie machen es Ihrem Körper leichter, wenn Sie sich den langsam und schonend gerösteten Biokaffee leisten.

Sie möchten auf die Milch im Kaffee oder den Milchschaum nicht verzichten? Versuchen Sie es doch einmal mit Sojamilch. Sie lässt sich perfekt aufschäumen und kann sich als Alternative zur tierischen Milch durchaus sehen lassen. Allerdings gibt es sehr unterschiedliche Geschmacksvarianten – die Bandbreite reicht von widerlich bis köstlich. Die Sojamilch, die mir nach vielem Ausprobieren am besten schmeckt, finden Sie im Anhang.

Gesundheit aus heimischen Teekräutern

Dem grünen Tee aus Japan oder China wird eine lange Liste von wunderbaren gesundheitsfördernden Wirkungen nachgesagt, insbesondere seine hohe antioxidative Wirkung ist wissenschaftlich nachgewiesen. Auch hier hat sich wieder gezeigt, dass Bioqualität mit weniger Schadstoffen belastet ist[23].

Aber warum müssen wir uns grünen oder schwarzen Tee aus Asien kaufen, wo wir eine Fülle von köstlichen, sehr gesunden und ebenfalls antioxidativ wirksamen Teekräutern im eigenen Garten, auf unseren Wiesen und Feldern haben? Jede Jahreszeit bietet gesunde und wohlschmeckende Teekräuter, die uns mit frischen Antioxidantien, Mineralien und entgiftenden Substanzen versorgen können. Im Frühjahr schmeckt ein Aufguss aus einer Hand voll Löwenzahnblätter richtig gut – er reinigt das Blut und hilft der Leber bei der Entgiftung. Die jungen Blätter von der Birke schmecken im Tee sehr sanft und fein und reinigen die Nieren. Die Blüten und Blätter vom Weißdorn, der hierzulande an jedem Waldrand wächst, stärken das Herz und die

Blutgefäße. Die duftenden Lindenblüten werden zwar klassischerweise bei Erkältung angewendet, aber man kann auch ganz einfach einen köstlich schmeckenden Tee aus frischen Lindenblüten und jungen Lindenblättern bereiten. Dieser Tee stimuliert das Immunsystem. Brennnesselblätter können während der ganzen Vegetationsperiode als Tee genossen werden. Sie haben eine stark entgiftende und entwässernde Wirkung. Schachtelhalm, der die Blumenbeete verunstaltet und sich jeder Form der Vernichtung im Garten widersetzt, steckt voller Kieselsäure und stärkt die Knochen, die Zähne, Haare und Nägel. Die Zitronenmelisse ist ein köstlicher Sommertee, der das Gemüt entspannt und kalt getrunken sehr erfrischend wirkt. Die kanadische Goldrute, die im Spätsommer überall ihre gelben Fahnen hochhält, ergibt einen goldgelben sanften Tee, der die Nieren und die Blase reinigt und pflegt.

Vielleicht versuchen Sie es einfach einmal und nehmen eine Hand voll frischer Kräuter, überbrühen sie mit kochendem Wasser, lassen sie 5 bis 7 Minuten ziehen und probieren. Genießen Sie eine ungewohnte, gesunde und abwechslungsreiche Teevielfalt – zum Nulltarif. Nur der Schachtelhalm braucht seine eigene Zubereitung: Er will 30 Minuten sanft geköchelt werden, bevor er seine wertvollen Inhaltsstoffe komplett abgibt – aber dann schmeckt er weich und mild. Natürlich können Sie alle Teekräuter auch getrocknet kaufen. Sie haben dann einen vollkommen anderen Geschmack, aber ihre Wirkung bleibt erhalten.

Brauchen Sie zum Frühstück mehr Anregung und möchten deshalb lieber an Kaffee oder Grün- oder Schwarztee festhalten? Dann versuchen Sie als Alternative doch einmal Rosmarintee. Er hat eine anregende, stimulierende Wirkung auf den Körper und steigert die geistige Leistungsfähigkeit.

Wasser geht immer

Wasser ist das Getränk, das Sie täglich in größeren Mengen genießen sollten. Wenn es Ihnen zu langweilig schmeckt, dann peppen Sie es auf: Nehmen Sie eine Karaffe, geben Sie ein paar Scheibchen Zitrone oder Limette oder ein paar frische Minzeblätter hinein, dann füllen Sie die Karaffe mit Wasser. Das schmeckt gerade im Sommer absolut köstlich, und Sie können dann mindestens das Doppelte von Ihrer üblichen Menge trinken.

In der kalten Jahreszeit empfehle ich Ihnen Ingwerwasser. Dazu schneiden Sie von einer Ingwerknolle zehn hauchdünne Scheibchen ab und übergießen diese mit kochendem Wasser. Je länger diese Zubereitung zieht, umso schärfer wird der Geschmack des Ingwers. Der Ingwer hat eine stimulierende Wirkung auf das Immunsystem, hilft bei Verdauungsbeschwerden jeglicher Art und wärmt Sie durch und durch.

Oder Sie trinken ganz einfach heißes Wasser. Ja, Sie haben richtig gelesen: einfach nur gekochtes Wasser, ohne irgendetwas dazu. Insbesondere wenn Sie gleich morgens, noch vor dem Frühstück, ein großes Glas heißes Wasser trinken, regt das Ihren Stoffwechsel und Ihre Verdauung so an, dass Sie möglicherweise sogar noch vor der gewohnten Tasse Kaffee die Toilette aufsuchen werden. Denn das heiße Wasser auf nüchternen Magen getrunken regt die Peristaltik (das ist die Vorwärtsbewegung Ihrer Darmmuskulatur) an, sodass Ihr Magen-Darm-Trakt auf Trab kommt.

Verteilen Sie Ihre Trinkmenge über den Tag, fangen Sie nicht am späten Nachmittag oder erst abends damit an. Sie stören sonst unnötigerweise Ihre Nachtruhe, die für Ihre Regeneration unabdingbar ist.

Alkohol

Trinken Sie abends gerne ein Glas Bier oder Wein? Dann rate ich Ihnen, vorerst auf beides und auch auf jede andere Art von Alkohol zu verzichten. Der Alkohol muss von Ihrer Leber abgebaut werden, das kostet Stoffwechselenergie, die Sie gerade jetzt nicht vergeuden sollten. Sie brauchen Ihre gesamte Körperenergie, um Ihren Mitochondrien wieder auf die Füße zu helfen. Schließlich geht es darum, dass Sie wieder fit und leistungsfähig werden.

Rohkostteller als Vorspeise

Genießen Sie jeden Tag einen Teller mit frisch zubereiteter Rohkost, idealerweise als Vorspeise vor Ihrem Hauptgericht. Kombinieren Sie Salat bzw. Gemüse, von denen eine Sorte über und eine Sorte unter bzw. in der Erde gewachsen ist, also zum Beispiel Feldsalat mit geraspelter Möhre oder Tomate mit Zwiebel. Wählen Sie entsprechend der Jahreszeit den Kopfsalat im späten Frühjahr oder Sommer, wenn er aus dem Freiland kommt, im Herbst gibt es Endivien- und Feldsalat, und im Winter greifen Sie zu Rot- und Weißkohl, der durch Lagerung nur wenig Inhaltsstoffe verliert. Oder probieren Sie mal rote Bete mit Apfel.

Die Rohkost versorgt Sie mit nativen, das heißt nicht durch Hitze veränderten Proteinen, die Sie für die Regeneration Ihrer Zellen unbedingt benötigen. Ebenso erhalten Sie reichlich gut resorbierbare Mineralstoffe, Spurenelemente und knackige Lebensenergie. Super schnell geht die Zubereitung eines gemischten Rohkostsalates mit einem Standmixer.

Eine leckere Auswahl an Rohkostsalaten finden Sie zum Beispiel in dem Buch *Die Naturküche* von Helma Danner.

Rohkostsalat aus dem Standmixer

Zutaten
300 g Gemüse der Saison, z. B. Paprika, Brokkoli, Weißkohl,
Zwiebel, Tomate
1 Apfel
1 TL Kräutersalz
1 EL Olivenöl
1 TL Essig
1 TL Senf
etwas Zitronensaft

Zubereitung
Alles in den Mixer geben, zerkleinern, und schon kann der
Rohkostsalat serviert werden.
Nach Belieben können Sie den Salat mit fein gehackten fri-
schen Kräutern oder Wildkräutern bestreuen.

Weißkohlsalat mit Trauben

Zutaten
1 Weißkohl
Trauben
1 Msp. Senf
1 Msp. Honig oder Himbeermarmelade
1 TL Essig
1 EL Olivenöl
1 Hand voll fein gehackter Kräuter

Zubereitung
Den Weißkohl hobeln, die Trauben halbieren.

Für das Dressing Senf, Honig oder Himbeermarmelade, Essig, Olivenöl, 2 EL Wasser und Kräuter verrühren.
Alles mischen und mindestens 20 Minuten durchziehen lassen.

Die Hauptmahlzeit

Die Herausforderung beginnt, wenn Sie ein leckeres, sättigendes, gesundes Hauptgericht ohne Milchprodukte, Fleisch und Eier zubereiten wollen. Viele Ihrer liebgewordenen Gerichte passen nicht mehr in das Konzept der optimalen Versorgung der Mitochondrien. Ihre kleinen Helfer mögen keine Giftstoffe, Hormone und Antibiotika, sie mögen keine Fette, die die Zellmembranen blockieren, sie mögen keine größeren Mengen an Kohlenhydraten, die zur Verklebung der Insulinrezeptoren führen. All das »schmeckt« Ihren kleinen Freunden nicht, all das tut ihnen einfach nicht gut – egal wie lecker Ihr Gaumen es findet und egal wie groß Ihre Lust auf diese Dinge sein mag.

Jetzt, in genau diesem Moment, haben Sie die Gelegenheit, umzudenken und sich ganz neu zu orientieren. Wenn Sie sich wirklich entschieden haben, dass keine Substanz mehr Ihre Lippen passieren wird, die Ihren kleinen Freunden das Leben schwermacht, dann haben Sie schon viel gewonnen.

Also machen Sie einen großen Bogen um die Fleischtheke, und schauen Sie nach, was es an frischem Gemüse im Bioregal des Supermarkts gibt. Oder gehen Sie gleich zum Gemüsehändler oder Hofladen, wo das Gemüse und Obst verkauft wird, das gerade auf den Feldern in der Umgebung reift. Sehr praktisch sind auch die Biogemüse-Kisten, die ins Haus geliefert werden. Sicherlich gibt es einen solchen Service auch in Ihrer Gegend. Das ist insofern sehr praktisch, weil Sie nur saisonale, absolut frische Ware bekommen und Sie sich nicht lange Gedanken darüber machen müssen, was Sie für die nächsten Tage einkaufen sollen.

Sehr hilfreich für den Einstieg ins vegane Kochen ist auch das Buch *Vegan gesund* von Dr. Henrich oder die Aktion auf der von Dr. Henrich initiierten Internetseite www.vegangesund. info, bei der Sie mit Rezepten für vier Wochen versorgt werden.

Wichtig beim Hauptgericht ist, dass Sie ausreichend Hülsenfrüchte oder Tofu in Ihren Speiseplan aufnehmen. Diese pflanzlichen Proteinspender erzeugen ein wohliges Sättigungsgefühl. Wenn Sie nur Gemüse und Getreide essen, haben Sie schon ziemlich bald wieder Hunger.

Hülsenfrüchte

In der Regel besteht ein Hauptgericht aus Hülsenfrüchten, Gemüse und Getreide. Schwarze, rote oder weiße Bohnen und verschiedenste Sorten von Linsen bzw. Kichererbsen lassen sich prima bevorraten. Sie sind ganz ausgezeichnete und großzügige Spender von allen acht essenziellen Aminosäuren und sollten jeden Tag auf Ihrem Speiseplan stehen.

Die Bohnen, Linsen oder Kichererbsen werden über Nacht in Wasser eingeweicht und am nächsten Morgen in frischem Wasser mit zwei Lorbeerblättern gekocht. Wenn Sie Zeit haben, können Sie die Hülsenfrüchte nach dem Einweichen zunächst abgießen und anschließend abgedeckt 24 Stunden bei Raumtemperatur keimen lassen. So werden die Hülsenfrüchte leichter verdaulich. Wenn Sie zu Blähungen neigen, dann empfehle ich Ihnen, die eingeweichten und vielleicht auch noch gekeimten Hülsenfrüchte zu blanchieren, also kurz in kochendem Wasser aufzukochen, abzugießen und dann in frischem Wasser mit etwas Bohnenkraut und Kreuzkümmel zu garen. Ihr Bauch gewöhnt sich bald an die ungewohnte Nahrung, und die Neigung zu Blähungen lässt ganz deutlich nach.

Am besten bereiten Sie sich einen Vorrat zu. Weichen Sie 500 Gramm Hülsenfrüchte ein und lassen Sie sie keimen. Dann kochen Sie die Bohnen ohne Salz je nach Sorte 1 bis 1,5 Stunden knapp gar – sie sollten noch ein wenig Biss haben. Entnehmen Sie die aktuell benötigte Menge und füllen Sie die übrigen Bohnen noch heiß in Schraubgläser. Diese lassen Sie abkühlen und bewahren sie dann im Kühlschrank auf. So haben Sie immer fertig gekochte Bohnen zur Verfügung.

Tipps für die Zubereitung des Hauptgerichts

Bei der Gestaltung des Hauptgerichts ist der Fantasie keine Grenze gesetzt.

Die Bohnen können mit verschiedenen Gemüsen, Zwiebeln, Knoblauch und Gewürzen kurz geschmort werden und dann mit Vollkornreis, gekochtem Quinoa oder Kartoffeln serviert werden.

Kochen Sie aus Kichererbsen oder Linsen eine Suppe mit Möhren, Lauch, Sellerie und Kartoffeln.

Zerstampfen Sie die Bohnen, Kichererbsen oder Linsen zu einem Brei, den Sie mit Essig, Öl, Salz und Gewürzen verfeinern. Diesen Brei füllen Sie zusammen mit Salatblättern, Zwiebel-, Tomaten- und Gurkenstückchen in einen Weizen- oder Maisfladen. Anstelle des Weizenfladens können Sie auch einfach ein großes Salatblatt oder ein Rot- oder Weißkohlblatt zum Einwickeln benutzen.

Buchweizenpfannkuchen mit Linsen-Gemüse-Füllung

Zutaten für 4 Pfannkuchen
Für den Pfannkuchenteig
150 g Buchweizenmehl
300 ml Mineralwasser mit Kohlensäure
1 TL Sojamehl (als Ei-Ersatz) oder 1 Ei
1 TL Weinsteinbackpulver
Salz

Für die Joghurtsauce
1 Hand voll frische Kräuter, z. B. Petersilie, Schnittlauch, Vogelmiere, Löwenzahn oder ½ TL getrocknete Kräuter der Provence
1 unbehandelte Bio-Zitrone oder Limette
½ Knoblauchzehe nach Belieben
200 g Sojajoghurt natur
Salz, Pfeffer

Für die Füllung
150 g rote Linsen, geschält (oder Beluga- oder Berglinsen)
1 Hand voll Petersilie und/oder andere frische Kräuter
1 EL Olivenöl
1 TL Essig
Saft von ½ Zitrone
Salz, Pfeffer
Gemüse nach Belieben: 1 Avocado oder/und 1 Möhre, 1 Tomate, etwas Gurke, 1 Paprikaschote, Kohlblätter jeglicher Art

Außerdem
Kokosöl zum Ausbacken

Zubereitung

für den Pfannkuchenteig alle Zutaten zu einem flüssigen Teig verrühren und in den Kühlschrank stellen.

Für die Joghurtsauce die Kräuter hacken, die Zitronenschale abreiben und die Zitrone auspressen. Die Knoblauchzehe abziehen und pressen. Alles in eine Schüssel geben, mit Sojajoghurt mixen und mit Salz und Pfeffer würzen. Kühl stellen.

Für die Füllung die roten Linsen unter fließendem Wasser abbrausen, dann in 2 Tassen Wasser 10 Minuten kochen. Beluga- oder Berglinsen mindestens 30 Minuten in Wasser einweichen, dann in 3 Tassen Wasser 20 Minuten kochen.

Die Kräuter fein hacken, mit Olivenöl, Essig, Zitronensaft, Salz und Pfeffer mischen. Diese Kräutersauce zu den Linsen geben und mit dem Pürierstab kurz pürieren.

Die Avocado halbieren, schälen und in Streifen schneiden, etwas salzen und mit Zitronensaft beträufeln. Das Gemüse waschen, putzen und in Streifen oder Scheiben schneiden.

In einer Pfanne etwas Kokosöl erhitzen, eine Kelle von dem Pfannkuchenteig hineingeben und den Pfannkuchen von beiden Seiten hellbraun ausbacken. So vier Pfannkuchen backen.

Die fertigen Pfannkuchen mit der Linsencreme bestreichen und je nach Geschmack Avocado und Gemüse darauf verteilen. Mit einem großen Klecks Kräuterjoghurt abschließen. Die Pfannkuchen aufrollen, in der Mitte schräg durchschneiden und servieren.

Köstliche Bohnen mit Gemüse und Reis

Zutaten für 8 bis 10 Portionen
Für die Bohnen
500 g getrocknete schwarze Bohnen
1 große Zwiebel, gehackt
1 Knoblauchzehe
2 Lorbeerblätter

Für die Gemüsemischung
1 Zwiebel, fein gewürfelt
2 Paprikaschoten, gewürfelt
2 TL getrockneter Oregano
1 TL Salz
1 ½ TL Kumin (Kreuzkümmel)
1 unbehandelte Zitrone oder Limette

Zubereitung
Die Bohnen über Nacht einweichen und am nächsten Morgen gut abspülen. Zusammen mit 2 Litern Wasser, Zwiebel, Knoblauch und Lorbeerblättern in einen großen Topf geben, aufkochen und dann 1 ½ Std. bei geringer Hitze köcheln lassen.
Für die Gemüsemischung die Zwiebelwürfel in wenig Wasser dünsten, bis sie weich sind. Paprika und Gewürze dazugeben und alles 10 Minuten garen.
Wenn die Bohnen gar sind, das Gemüse dazugeben, alles mit dem Pürierstab zerkleinern. Dabei einige Bohnen ganz lassen, das sieht schöner aus und schmeckt sehr gut.
Nun alles zusammen noch mal 5 Minuten köcheln lassen. Die Konsistenz des Bohnengerichts sollte sämig an-

gedickt sein. Falls es zu fest ist, noch etwas Wasser dazugeben.

Die Zitronenschale abreiben und die Zitrone auspressen.
Das fertige Bohnengericht mit der Zitronenschale und 4 EL
Zitronensaft verrühren und servieren.

Dazu passt Reis. Für 8 bis 10 Portionen brauchen Sie 500
bis 600 Gramm.

Tipp

Sie können dieses Bohnengericht wunderbar auf Vorrat
kochen und einige Tage im Kühlschrank frisch halten. Es
schmeckt köstlich als Füllung für die Buchweizenpfann-
kuchen oder einfach so auf ein frisches Brot mit ein paar
Scheiben Tomate oder Gurke.

Buddha-Bowl (von Sarah: wellandfull.com)

Die »Buddha-Bowl« ist eine ganz neue Kreation, die nicht
nur sehr appetitlich aussieht, sondern auch schnell zubereitet werden kann. Dieser neue Food-Trend ist randvoll
gefüllt mit allem, was zufrieden und glücklich macht. Die
Bowl (Schüssel) enthält eine kunterbunte Mischung aus gesunden Leckereien. Hier möchte ich Ihnen meine Lieblings-
Bowl vorstellen.

Zutaten für 2 Portionen
Für die Quinoa und die Kichererbsen

1 Tasse Quinoa
Salz
1 ½ Tassen gekochte Kichererbsen
etwas Olivenöl
½ TL Paprikapulver

ein Prise Chilipulver
½ TL Kurkuma
½ TL Oregano oder Majoran

Für die Paprikasauce
1 rote Paprikaschote, in Stücken
1 EL Olivenöl
1 EL Zitronensaft
Pfeffer, Salz
½ TL Paprikapulver

Außerdem
1 Avocado
ein paar Salatblätter
Sesam- oder Schwarzkümmelsamen

Zubereitung
Die Quinoa in 2 Tassen leicht gesalzenem Wasser in 15 Minuten kochen, bis das Wasser aufgesogen ist.
Die Kichererbsen mit Olivenöl und den Gewürzen mischen und in einem kleinen Topf oder einer Pfanne erwärmen.
Die Paprikaschote mit Olivenöl, Zitronensaft und Gewürzen in der Küchenmaschine zu einer möglichst feinen Sauce mixen.
Die Avocado halbieren und das Fruchtfleisch in Spalten schneiden.
Zwei Schüsseln mit Quinoa, Kichererbsen, Avocadospalten und Salatblättern füllen. Die Paprikasauce darübergeben und mit den Samen bestreuen.

Ihr Einkaufskorb für die Hauptmahlzeit – nur noch Superfutter

Kaufen Sie getrocknete Bohnen, Kichererbsen und verschiedene Sorten Linsen sowie Naturreis, Hirse und Quinoa. Im örtlichen Hofladen oder auf dem Wochenmarkt kaufen Sie je nach Saison Paprikaschoten, Tomaten, Zucchini, Zwiebeln, Knoblauch, Möhren, Rote Bete, Lauch, Kohlsorten, Mais und was es sonst noch an frischem Gemüse gibt. Dann benötigen Sie noch Zitronen oder Limetten, Olivenöl, Kurkuma, Pfeffer, frischen Ingwer, Paprikapulver und gemahlenen Kreuzkümmel. Und freuen Sie sich jetzt schon auf ein Geschmackserlebnis und ein Körpergefühl, das Ihnen zeigen wird, dass Sie auf dem richtigen Weg sind.

Das Abendessen

Reich belegtes Brot

Die Zubereitung des Abendessens geht ganz schnell. Belegen Sie Vollkornbrot mit dicken Tomaten- und Gurkenscheiben, mit Paprikaschote und/oder kurz gebratenen Zucchinischeiben oder Champignons. Dazu auf jeden Fall immer ein Kohlblatt. Mir schmeckt am besten ein Blatt vom Schwarzkohl. Der ist hierzulande nicht so bekannt, Sie können ihn aber immer öfter im Bioladen oder in Hofläden finden. Er schmeckt ganz zart nach Kohl und ist angenehm knackig. Und er ist prall gefüllt mit Mineralstoffen, den Vitaminen A, C, E, und etlichen B-Vitaminen. Aber auch Weißkohl schmeckt knackig, frisch auf dem

Brot. Schneiden Sie einfach vom Weißkohlkopf quer eine Scheibe ab und legen Sie diese auf das Brot. Wirsing und Grünkohl sind ebenfalls perfektes Superfutter für die Mitochondrien. Ein paar Kräuter ergänzen den Belag.

Mögen Sie ein bisschen Fett für das rundere Geschmackserlebnis? Dann tröpfeln Sie direkt auf die Brotscheibe ein wenig Oliven- oder Leinöl.

Mit in dieser Weise belegten Broten können Sie sich richtig satt essen, und Ihre Mitochondrien werden jubilieren.

Vollkornbrot

Das Vollkornbrot sollte möglichst sortenrein sein, also nur aus Dinkel oder Weizen oder Roggen gebacken. Das ist besser für Ihr Verdauungssystem. Nüsse, Sonnenblumenkerne und Sesam gehören nicht ins Brot, denn durch den Backvorgang verändern sich die Fette in den Saaten und Nüssen und reichern Ihren Speiseplan erneut mit Trans-Fettsäuren an, die Ihrem Zellstoffwechsel Schaden zufügen.

Schneiden Sie möglichst dünne Brotscheiben ab und belegen Sie sie dick mit dem Gemüse, so verabreichen Sie sich noch eine Extraportion an Vitalstoffen und reduzieren den Kohlenhydratanteil, den das Brot unweigerlich mitbringt.

Es ist nie zu spät

Vielleicht war Ihnen bisher noch nicht klar, was Sie sich mit Ihrer Ernährungsweise angetan haben. Wie Sie selbst durch all das, was Sie zu sich nehmen, dazu beigetragen haben, dass Sie sich schlapp und krank fühlen. Aber jetzt wissen Sie es. Und jetzt ist es an Ihnen, das Ruder in die Hand zu nehmen. Sie treffen die Entscheidung, was in Ihren Körper gelangen darf und was nicht. Diese Entscheidung kann Ihnen niemand abnehmen.

Haben Sie vielleicht die Sorge, dass Sie sich im Laufe Ihres Lebens schon zu viel an Fehlernährung und Schadstoffen zugemutet haben? Glauben Sie, es sei sowieso nichts mehr zu machen, weil Sie nun schon so viele Jahre all die Substanzen zu sich genommen haben, von denen Sie jetzt wissen, dass diese zu Ihrem unerfreulichen Zustand geführt haben könnten? Fürchten Sie, dass Sie inzwischen schon unwiderruflich geschädigt, vergiftet, blockiert sind?

Dann kann ich Sie beruhigen. Der menschliche Organismus besitzt eine grandiose Regenerationsfähigkeit. Ihre Körperzellen können sich unglaublich schnell regenerieren, und Ihre Mitochondrien lauern nur darauf, endlich wieder in die Lage versetzt zu werden, ihren Job wieder perfekt ausführen zu können. Ihr ganzer Organismus ist darauf eingestellt, Schäden schnellstmöglich zu beheben. Die Reparatur- und Entgiftungsmechanismen Ihres Körpers sind hocheffektiv.

Deshalb lohnt es sich in jedem Fall – egal wie krank Sie momentan sind – ab jetzt Ihrem Körper nur noch mitochondrienfreundliche LEBENSmittel zuzuführen, das heißt Mittel, die wirklich für Ihr Leben tauglich sind.

Wenn Ihnen klar geworden ist, dass Sie sich mit Ihren Ernährungsgewohnheiten Schaden zufügen, dass Sie damit Ihre kleinen Freunde lahmlegen, dann macht es plötzlich überhaupt keinen Spaß mehr, zum Beispiel einen großen Eisbecher mit Schlagsahne zu essen. Dann verschwindet die Idee, Sie müssten auf alle möglichen leckeren Dinge verzichten, und es entsteht Raum für dieses wunderbare Gefühl, liebevoll für sich selbst zu sorgen und sich selbst nur noch durch die besten und lebendigsten Nahrungsmittel Kraft und Energie zu schenken.

Gedankenmedizin für Schritt zwei

Und damit sind wir wieder bei der Gedankenmedizin gelandet. Genau so funktioniert sie: Freuen Sie sich darüber, dass Sie jetzt auf einem Weg sind, der Ihnen richtig guttut, der Ihnen Kraft gibt, der Sie in die Regeneration führt. Freuen Sie sich darüber, dass Sie die Verantwortung nicht mehr an die anderen abgeben, die sie auf Ihrem bisherigen Weg in die Erschöpfung begleitet, bestätigt und bestärkt haben. Suchen Sie das wundervoll aufregende und hoffnungsvolle Gefühl in Ihrem Bauch, das sich einstellt, wenn Sie sich den Weg genau vorstellen, der Sie in Ihre Regeneration führt. Übernehmen Sie die Verantwortung für Ihr Wohlbefinden und bleiben Sie dabei. Bleiben Sie konsequent, sorgen Sie für sich und lassen Sie nur noch die besten und lebendigsten Nahrungsmittel Ihre Lippen passieren.

Schritt zwei – die Ernährung umstellen

Stellen Sie Ihre Ernährung radikal und konsequent um. Es ist leichter, konsequent zu bleiben, wenn Sie Ihren Vorratsschrank von all den Nahrungsmitteln befreien, die Sie ab jetzt nicht mehr essen wollen. Verschenken Sie das Müsli und die H-Milch ebenso wie die Chips und die Süßigkeiten. Was immer Sie noch in Ihrem Vorrat haben – geben Sie es weg. Dann gehen Sie einkaufen und füllen Ihren Einkaufswagen nur noch mit Superfutter für Ihre Mitochondrien. So frisch und lebendig wie möglich sollten Ihre Nahrungsmittel sein.

Besorgen Sie sich ein veganes Kochbuch, das erleichtert Ihnen die Umstellung. Denn wenn Sie gewohnt waren, Ihre Saucen mit Sahne zu binden oder die Pizza mit Käse zu bestreuen, brauchen Sie ein paar gute Ideen, wie Sie ab jetzt ohne Sahne und Käse köstliches Essen zubereiten können.

Wollen Sie auswärts essen gehen? Auch das ist kein Problem. Es gibt immer mehr Restaurants, die vegane Gerichte anbieten. Einen guten Überblick verschaffen Sie sich auf der Internetseite von »happycow«. Dort finden Sie immer mehr Restaurants, die auf tierische Nahrungsmittel komplett verzichten. Indische und marokkanische Restaurants haben aufgrund ihrer Tradition schon immer auch rein vegane Gerichte auf ihrer Speisekarte.

Nehmen Sie sich Zeit!

Die Zubereitung Ihres mitochondrienfreundlichen Superfutters braucht seine Zeit. Bleiben Sie mit Ihrer Aufmerksamkeit beim Einweichen des Buchweizens oder beim Putzen des Salats. Freuen Sie sich während der Zubereitung auf das wunderbare Essen, das Sie für sich mit Liebe herstellen. Und wenn es fertig zubereitet ist, dann setzen Sie sich hin und genießen all die Leckereien, die Sie jetzt nähren werden.

Wenn Sie sich an das erste Kapitel erinnern, dann wissen Sie noch, dass der Körper nur zwei Möglichkeiten hat: entweder den Stresscocktail mit dem Kampf-oder-Flucht-Mix oder den Glückscocktail mit der Regeneration. Sorgen Sie dafür, dass Sie alle stressigen Gedanken weitgehend ausschalten. Sorgen Sie dafür, dass Sie die Muße finden, dass Ihr Körper Ihnen den Regenerations-Cocktail ausschenken kann. Denn dann funktioniert Ihr Stoffwechsel im richtigen Modus – und das ist absolut zielführend.

Gehen Sie es an, lassen Sie es sich schmecken und regenerieren Sie Ihre Mitochondrien und damit Ihre Gesundheit.

Verdauung

Die konsequente Auswahl Ihrer Lebensmittel ist ein ganz wesentlicher Schritt zur Regeneration Ihrer Mitochondrien. Wenn Sie nur diesen einen Schritt gehen, werden Sie allein dadurch, dass Sie deutlich weniger Substanzen aufnehmen, die Ihre Mitochondrien schädigen, sich innerhalb weniger Monate besser fühlen.

Aber ich gehe davon aus, dass Sie Ihr Ziel viel höher gesteckt haben und dass Sie bereit sind, auch den nächsten Schritt zu gehen. Dieser Schritt betrifft Ihr Verdauungssystem. Nur wenn Ihre Nahrungsaufnahme, die Aufspaltung Ihres Essens, die Resorption und die Ausscheidung der Reststoffe wirklich gut funktioniert, gelangen die wertvollen Inhaltsstoffe Ihres mit Liebe und Fürsorge ausgewählten Superfutters überhaupt in Ihren Blutkreislauf. Und nur dann haben die Mitochondrien eine reelle Chance, an all die wunderbaren Substanzen heranzukommen, nach denen sie so sehr lechzen.

Daher befassen wir uns in diesem Kapitel damit, wie Sie dafür sorgen können, dass Ihr Verdauungssystem optimal arbeitet. Ich beschreibe, wie die Verdauung funktioniert und welche Rolle Ihre Ernährungs- und Lebensweise dabei spielt.

So funktioniert die Verdauung

Alles, was Sie zu sich nehmen, landet – natürlich – zuerst im Mund. Hier wird das Essen zerkleinert und mit Speichel angereichert, damit findet im Mund bereits der erste Schritt der Verdauung statt. Danach gelangt die Nahrung in den Magen, wo sie weiter aufgespalten und mit dem Magensaft gemischt wird. Im Dünndarm werden die vorverdauten Nahrungsbestandteile mithilfe von Enzymen weiter zerlegt, die Nährstoffe gelangen über die Darmwand ins Blut und können so von den Zellen aufgenommen werden. Der Nahrungsbrei, der nicht verarbeitet werden kann, gelangt schließlich in den Dickdarm, wo er zu Stuhl umgewandelt und schließlich ausgeschieden wird.

Wozu der Speichel gut ist

Die Verdauung beginnt also in der Mundhöhle. Der Speichel, mit dem das Essen vermischt wird, enthält das Enzym Amylase, das die in der Nahrung vorhandene Stärke für die weitere Verdauung vorbereitet. Stärke ist ein Mehrfachzucker, der in Getreide und Kartoffeln und somit auch in allen Nahrungsmitteln vorkommt, die Mehl enthalten, wie Nudeln, Kuchen, Brot etc. Durch das Enzym wird diese lange Zuckerkette in kleine Bruchstücke zerlegt. Wenn Sie einen Bissen im Mund nur grob zerkleinern, kann diese Vorarbeit nicht so gut geleistet werden, die Folge davon sind Blähungen, Völlegefühl und Bauchzwicken. Es ist also sehr sinnvoll, wirklich ausgiebig zu kauen. Unser Ziel ist es ja, die Substanzen, die Sie zu sich nehmen, optimal zu nutzen, um Ihren Mitochondrien den Tisch reich zu decken.

Für manche mag dies nicht ganz einfach sein. Denn wenn Sie

es gewohnt sind, schnell zu essen, dabei zu erzählen oder vielleicht nebenbei etwas zu lesen oder fernzusehen oder auf Ihr Handy zu schauen, dann wird das zu einer Herausforderung. Sich auf das Kauen zu konzentrieren verlangt Ihnen einiges an Disziplin ab. Zeit für eine Dosis Gedankenmedizin. Machen Sie sich vor Beginn des Essens klar, was Sie jetzt gleich tun werden: Sie werden sich selbst mit mitochondrienfreundlichem Superfutter füttern. Es wird Ihnen guttun, es wird Ihnen schmecken, es wird Ihnen Kraft geben. Freuen Sie sich darauf, leckeres Essen zu sich zu nehmen. Dann fällt das bewusste Kauen nicht mehr so schwer.

Die Aufgabe der Magensäure

Im Magen werden durch den sauren Magensaft vor allem die Proteine aus der Nahrung zerlegt und das Vitamin B12 wird auf die Resorption im Darm vorbereitet. Mit fortschreitendem Alter – ich sage lieber: mit zunehmender Reife – geht sehr häufig die Produktion der Magensäure zurück, was zur unzureichenden Aufspaltung der Proteine führt. Die gute Vorbereitung der Proteine ist aber für Ihre Nährstoffaufnahme unverzichtbar. Es ist deshalb sinnvoll, die Produktion der Verdauungssäfte mit Bitterstoffen anzuregen.

Zum Beispiel können Sie durch die Auswahl der Kräuter, die Sie in Ihre Rohkost-Vorspeise geben, für eine bessere Verdauung sorgen. Anregend auf die Magensaftsekretion und auf den Gallenfluss wirken Rucola, Löwenzahn, Chicorée, Radicchio und Endivien. Ein paar der bitteren Blätter im Salat genügen.

Wenn der Magen zu viel Säure produziert

Haben Sie vielleicht schon länger Beschwerden mit dem Magen und nehmen Magensäureblocker ein? Dann gehören Sie zu den Nutzern der weltweit am häufigsten verordneten Medikamentengruppe. Diese Mittel werden Protonenpumpeninhibitoren (PPI) genannt, denn sie blockieren irreversibel die kleinen Pumpanlagen in der Magenschleimhaut, die die Protonen (das ist die Säure) in den Magen pumpen. Kurzfristig sind diese Mittel zum Beispiel bei Magengeschwüren und Verdauungsbeschwerden recht hilfreich, außerdem sind sie bequem. Sie brauchen nichts an Ihrer Ernährung zu ändern, Sie müssen nur eine Pille schlucken und die Beschwerden verschwinden nach einiger Zeit. Um die Ursachen hat sich allerdings niemand gekümmert. Es wurde lediglich die Säureproduktion abgeschaltet und damit der Säuregehalt des Magensafts reduziert. Er ist dann so abgemildert, dass die Säure nicht mehr als störend empfunden wird.

Wenn wir jedoch die Ursachen für die Beschwerden kennen, können wir ihnen entgegenwirken und langfristig ohne PPI auskommen. Wie entstehen also Störungen an der Magenschleimhaut, die teilweise so massive Beschwerden verursachen? Fehlernährung, Stress und bakterielle Fehlbesiedelung sind die hauptsächlichen Ursachen. Der Magen wird durch die Menge und die Zusammensetzung der Nahrung und der Getränke, die ihm zugeführt werden, schlichtweg überlastet. Die Folge davon ist Völlegefühl und saures Aufstoßen. Wird er ständig überlastet, werden die Nahrungsbestandteile nicht mehr richtig verdaut, und die Schleimhaut des Magens und der Speiseröhre entzünden sich.

Stress ist ein starker Reizstoff für den Magen. Als Stressor reicht es schon aus, mal schnell im Stehen etwas zu essen. Der

Hormoncocktail, der »auf dem Sprung« Ihren Körper überflutet, signalisiert dem Magen, dass gerade keine Zeit für Nahrungsaufnahme und Regeneration ist. Alkohol, Kaffee und Nikotin regen die Säureproduktion des Magens zusätzlich an. Das alles tut überhaupt nicht gut.

PPI sind auf Dauer kontraproduktiv

Auch wenn PPI schnell Abhilfe schaffen – auf längere Zeit eingenommen sind diese Medikamente für einen gesunden Stoffwechsel alles andere als förderlich. Durch die PPI werden die Nahrungsproteine wegen des Mangels an Säure nicht mehr richtig verdaut, und sie entwickeln sich in den tieferen Darmabschnitten zu Störenfrieden des Immunsystems. Das erkläre ich Ihnen gleich noch genauer, wenn wir uns mit dem Dünndarm befassen. Teilweise werden die Eiweiße auch einfach in erhöhtem Maße mit dem Stuhl wieder ausgeschieden und stehen Ihnen nicht als Baustoffe für Ihren Stoffwechsel zur Verfügung. Das wiederum vertragen Ihre Zellen nicht gut, sie können in einen Mangelzustand geraten und zu einer Funktionseinschränkung führen.

PPI wirken sich auch negativ auf die Versorgung mit Vitamin B12 aus. Dieses Vitamin kann nur im sauren Milieu im Magen auf die Resorption in den tieferen Darmabschnitten vorbereitet werden. Wird aber die Säure ausgebremst, kann Vitamin B12 nicht mehr resorbiert werden. Der im Laufe der Zeit resultierende Vitamin-B12-Mangel stört nicht nur die Mitochondrien gravierend, er stört auch das Nervensystem, die richtige Zusammensetzung der roten Blutkörperchen und die Beschaffenheit der Schleimhäute.

Magenbeschwerden natürlich behandeln

Es ist also durchaus sinnvoll, Magenbeschwerden anders zu kurieren als mit PPI aus der Apotheke: Stellen Sie auf eine natürliche, frische, vegane Ernährungsweise um. Wie das geht, habe ich ausführlich beschrieben.

Verzichten Sie zunächst insbesondere ganz konsequent auf die potenten Magenreizstoffe Kaffee, Süßigkeiten (dazu gehören auch Fruchtsäfte), Weißmehlprodukte, Alkohol und Nikotin. Bevorzugen Sie zum Frühstück gekeimten Hafer, denn er enthält Schleimstoffe, die der Magenschleimhaut wohltun. Ihr Magen wird es Ihnen danken, wenn Sie den Hafer wenige Minuten in etwas Wasser kochen. Nehmen Sie geschroteten Leinsamen und einen fein geraspelten Apfel dazu, Zitrusfrüchte, Beeren und Nüsse lassen Sie weg. Essen Sie mittags gekochte Kartoffeln mit gedünstetem Gemüse und abends eine Gemüsesuppe. Brot streichen Sie vorübergehend von Ihrem Speiseplan.

Sie werden in wenigen Tagen eine Erleichterung Ihrer Beschwerden verspüren. Dann merken Sie auch, dass all dies kein Verzicht ist, sondern eine Wohltat für Ihren Magen.

Im Dünndarm werden die Nährstoffe resorbiert

Weiter geht die Verdauung im Zwölffingerdarm, dem obersten Abschnitt des Dünndarms. Hier kommt der Gallensaft für die Fettverdauung und ein Enzymgemisch aus der Bauchspeicheldrüse für die weitere Verdauung der Proteine und Kohlenhydrate hinzu. Zugleich wird die Säure des Nahrungsbreies neutralisiert. Im weiteren Verlauf des Dünndarms werden die kleinen Fett-Tröpfchen, Eiweißbausteine (Aminosäuren) und Zuckermoleküle über die Darmschleimhaut resorbiert und gelangen so in den Blutkreislauf und in die Zellen.

Die Darmschleimhaut ist für die Aufnahme der Nährstoffe perfekt ausgerüstet. Durch spezielle Faltenbildung ist die Oberfläche extrem vergrößert, und die spezielle Art der Bewegung der Darmschleimhaut sorgt dafür, dass der Speisebrei richtig durchgewalkt wird. Die Darmzotten mit ihrem Bürstensaum bekommen auf diese Weise möglichst viel Kontakt, sodass die verwertbaren Substanzen vollständig ausgeschöpft werden können und in die direkt unter der Oberfläche befindlichen Blutgefäße aufgenommen werden.

Wenn das ungestört vonstattengeht, ist alles wunderbar, allerdings ist bei den meisten Menschen gerade dieser wichtige Vorgang gravierend beeinträchtigt. Durch mangelhaftes Kauen sind die Kohlenhydrate nicht ausreichend aufgespalten – es gelangen zu große Zuckermoleküle in den Dünndarm. Durch die unzureichende Säure im Magen sind die Proteine nicht richtig zerkleinert – es gelangen zu große Eiweißketten in den Dünndarm. Möglicherweise sind sogar die Fette nicht richtig zerlegt, weil Sie zu viel Fett gegessen haben und die vorhandene Gallensäure einfach nicht für die komplette Aufspaltung ausgereicht hat.

Billionen von Mikroorganismen bewohnen den Dickdarm

Das hat Folgen für ein anderes, wirklich großes Volk von Helfern, das Ihren Dickdarm besiedelt: die schätzungsweise 100 Billionen Mikroorganismen, die in Ihrem Bauch ein Eigenleben führen. In Ihnen siedeln annähernd zehnmal so viele Kleinstlebewesen wie Sie Körperzellen haben! Je nachdem, wie Ihre Nahrung zusammengesetzt ist und welche Substrate in den Darm gelangen, vermehren sich unterschiedliche Arten dieser

Mikroorganismen. Da gibt es Stämme, die sich bei Fleischessern wohl fühlen, und andere Stämme, die sich überall dort aufhalten, wo pflanzliche Nahrung überwiegt.

Die Mikroorganismen ernähren sich von dem, was in den Bauch gelangt. Sind das zum Beispiel vermehrt tierische Proteine, die durch eine mangelhafte Säurebildung im Magen nicht optimal zerkleinert wurden, dann vermehren sich Organismen, die den Verdauungsbrei faulen lassen. Sie führen in Ihrem Bauch zu Fäulnisprozessen. Dabei werden giftige Gase freigesetzt, die nicht nur die Darmschleimhaut irritieren, sondern zusätzlich noch die Leber belasten. Gibt es aber reichlich Kohlenhydrate, dann freuen sich wiederum andere Stämme, die zur Gärung führen. Gärung sorgt für besonders viel Luft im Bauch, und diese Luft verursacht durch die Dehnung der Darmwände Bauchzwicken und führt ebenfalls zu Reizungen der Darmschleimhaut.

Den Gasen auf der Spur

Bauchzwicken und Blähbauch mögen für Sie alltäglich sein. Vielleicht haben Sie sich damit abgefunden und meinen, das sei normal. Gerne werden Blähungen als »Befindlichkeitsstörung« abgetan. Aber Bauchzwicken und Blähbauch sind nicht normal. Sie zeigen an, dass die Zusammensetzung Ihrer Darmflora gestört ist. Verstopfung und Blähungen bedeuten, dass der Dickdarm nicht optimal arbeitet.

Dabei gibt die Geruchsqualität der Blähungen einen Hinweis auf die Ursache. Besonders schlimm stinken die Gase bei gestörter Eiweißverdauung, also bei Fäulnis. Dabei werden die Leichengifte Cadaverin, Putrescin und Skatol und noch verschiedene andere Gifte freigesetzt. Diese Gifte haben nicht nur einen stechenden Geruch, sie wirken auch toxisch auf die Leber.

Denn die Leber muss mit all diesen giftigen Substanzen fertig-werden. Eher nach Pferdestall riechen die Gase bei der durch Kohlenhydrate verursachten Gärung. Wie beim gärenden jungen Wein, der im Fass brodelt und gluckert, so brodelt und gluckert es dann auch in Ihrem Bauch.

Wenn Sie Ihre Mitochondrien optimal versorgen wollen, muss die Mikroorganismen-Kultur Ihres Darms im Gleichgewicht sein. Ein gesunder, gut funktionierender Darm tut nicht weh, er hat keinen Grund zu zwicken und zu zwacken. Er hat auch keinen Grund, so furchtbar zu stinken und mehr als 20 Winde pro Tag entweichen zu lassen.

Alltägliche Gifte bringen den Darm durcheinander

Die Störung dieser eigenwilligen Mitbewohner hat mannigfache Ursachen. Es ist nicht nur die mangelhafte Vorbereitung des Nahrungsbreies, die die Mikroben aus dem Gleichgewicht bringt. Auch mit dem, was Sie sich in den Mund stecken, sorgen Sie für Störungen. An oberster Stelle für die Fehlbesiedelung steht die Zusammensetzung Ihrer Nahrung: zu viel tierisches Eiweiß, zu viel Zucker und zu viel Fett. Solange Sie sich so ernähren, können die Darmbakterien nicht so arbeiten, wie Sie es gerne hätten.

Zudem gibt es eine Menge Zusatzstoffe in unserer Nahrung, die die Mikroben nicht mögen. Konservierungsstoffe und Emulgatoren machen frische Speisen lange haltbar und sorgen für eine gute Konsistenz. Doch sie wirken wie Seife auf der Darmschleimhaut, machen sie durchlässig und führen zu Entzündungen[24].

Gravierend wirken sich Behandlungen mit Antibiotika aus. Diese hochwirksamen Medikamente töten nicht nur die Bakterien in den vereiterten Mandeln, sondern machen gleichzeitig auch einer Reihe von Darmbewohnern den Garaus.

Das alltäglich benutzte Fluor in der Zahnpasta hemmt bestimmte Spezies der Darmbewohner und kann dadurch die Fehlbesiedelung begünstigen[25]. Chlor im Trinkwasser, Schwermetalle aus Zahnfüllungen und aus der Umwelt, einige Süßstoffe sowie Rückstände von Pflanzenschutzmitteln und Chemikalien in den Nahrungsmitteln schädigen die Darmflora ebenfalls.

Was die Darmflora braucht

Die Darmflora ist eine bunt gemischte, tagtäglich sich verändernde, riesig große Population, mit deren Qualität und Zusammensetzung Ihr Gesundheitszustand steht oder fällt. Das besonders Gute an dieser Situation ist, dass Sie selbst ganz gravierenden Einfluss darauf haben, ob sich »gute« gesund machende oder »böse« krank machende Organismen in Ihrem Darm vermehren. Mit der Änderung Ihrer Ernährungsgewohnheiten haben Sie den ersten Schritt getan, um die guten Organismen in Ihrem Darm zu fördern. Sie entscheiden, was Sie essen. Es liegt in Ihrer Hand.

Eiweiß bremst die Mitochondrien aus

Wenn Sie gerne tierische Proteine, also Fleisch, Milchprodukte und Eier essen, dann nehmen Sie viel Eiweiß zu sich. Das Eiweiß aus tierischen Quellen wird im Magen-Darm-Trakt teilweise zerlegt und fördert das Wachstum von krank machenden Fäulnisbakterien. Es entstehen die oben genannten Leichengifte und Ammoniak, das ist einer der giftigsten Stoffe, die im menschlichen Körper vorkommen. Ammoniak kann durch die Darmwand ins Blut aufgenommen werden und gelangt somit in jede Zelle Ihres Körpers. Die Mitochondrien reagieren extrem empfindlich auf Ammoniak und hören teilweise auf, Energie zu liefern. Sie werden von Ammoniak blockiert. Müdigkeit, Antriebslosigkeit und Hunger auf Süßigkeiten sind die Folge.

Stellen Sie sich vor, Sie haben ein leckeres Schnitzel mit Nudeln und Sauce gegessen, vielleicht einen Salat dazu und hinterher noch eine kleine Quarkspeise oder einen Fruchtjoghurt. Danach sind Sie müde und machen ein Nickerchen. Und wenn Sie vom Nickerchen erwacht sind, treibt Sie etwas um, das Ihnen sagt – irgendetwas fehlt noch, ich brauche noch etwas Süßes, ein Stückchen Schokolade oder vielleicht ein Eis. Dann ist genau das in Ihrem Körper abgelaufen, was ich gerade beschrieben habe. Durch tierisches Eiweiß ist Ammoniak frei geworden, welches Sie müde macht. Einige Ihrer Mitochondrien haben die ATP-Produktion runtergefahren, und Sie hoffen auf einen Energieschub durch schnell verfügbare Kohlenhydrate wie Schokolade oder Eis. Die Rechnung geht aber nicht auf, denn Ihre Mitochondrien sind blockiert, der Energieschub bleibt aus.

Der Darm liebt es sauer!

Die gesund machende Darmflora, die Sie auf Ihrem Weg in die Energie unterstützt, braucht für ihr Gedeihen ein gewisses Maß an Säure. Säure kann von »freundlichen« Darmbakterien wie Bifidus und Lactobacillus in Ihrem Darm direkt hergestellt werden. Diese Bakterien nutzen Ballaststoffe aus Ihrer Nahrung, die sie in rechtsdrehende Milchsäure (RMS) umwandeln. RMS hat die Besonderheit, dass sie nicht durch die Darmwand resorbiert, sondern als Substrat für die Herstellung weiterer Säuren, wie zum Beispiel Buttersäure (Butyrat), genutzt wird. Die Buttersäure fördert ebenfalls die wichtige Ansäuerung des Darminhalts und ist gleichzeitig ein wunderbares Heilmittel für entzündete und infizierte Darmzellen.

Ein saures Milieu im Darm sorgt dafür, dass das giftige Ammoniak, das durch die Eiweißverdauung entstanden ist, verwandelt wird. Säure verändert Ammoniak so, dass es nicht mehr durch die Darmwand ins Blut gelangen kann, sondern dass es über den Stuhl ausgeschieden wird. Ist der Darm zu basisch, das heißt, er ist nicht sauer genug, dann liegt Ammoniak in einer Form vor, die es ihm erlaubt, direkt ins Blut zu gelangen und die Leber und die Mitochondrien zu belasten. Die Ansäuerung des Darminhalts ist somit für die optimale Funktion Ihrer Mitochondrien extrem wichtig.

Reichlich RMS mit Ballaststoffen und Sauerkraut

Was also fördert Ihre »gute« Darmflora, damit die Ansäuerung Ihres Darminhalts ausreichend gewährleistet ist? Es sind die Ballaststoffe, die Ihre gesundheitsfreundlichen Bakterien hernehmen, um die erwünschte RMS herzustellen. Ballaststoffe sind nicht verdauliche, pflanzliche Fasern. Sie sind reichlich enthalten in rohen Gemüsen, Salaten und Kräutern. Da sind wir wieder bei der Rohkost, von der Sie jeden Tag einen großen Teller essen sollten. Ballaststoffe sind auch enthalten in Getreide, Samen und Nüssen.

Eine weitere sehr gute Quelle für die Milchsäure sind sauer eingelegte Gemüse. Sauerkraut zum Beispiel ist ein absolutes Superfutter für Ihre Mitochondrien. Es hat nicht nur einen hohen Gehalt an Milchsäure, sondern solange es roh ist, enthält es noch lebende Bakterien und ein ganzes Feuerwerk an Mineralien und Vitaminen. Wenn Sie gekochtes Sauerkraut bevorzugen, so bleibt zumindest die RMS enthalten, denn sie wird durch Hitze nicht geschädigt. Mischen Sie doch einfach gekochtes und rohes Sauerkraut im Verhältnis 1:2.

Buchweizen, den Sie über Nacht eingeweicht haben, hat sich bereits durch die in der Luft vorhandenen Milchsäurebakterien mit Milchsäure angereichert. Diesen Prozess können Sie intensivieren, indem Sie den Buchweizen 24 bis 48 Stunden keimen lassen. Er bekommt dann einen ganz leicht säuerlichen Geschmack – sehr gesund! Und Ihre Darmflora wird sich freuen.

Wenn Sie etwas mehr Zeit investieren wollen, dann lege ich Ihnen einen Zaubertrank ans Herz, den Sie selbst zubereiten können. Durch die Auswahl der Zutaten entsteht innerhalb einer Woche ein fermentiertes, leicht kohlensäurehaltiges Getränk, randvoll mit Enzymen, Mineralien, Spurenelementen und Vitaminen und natürlich mit rechtsdrehender Milchsäure. Dieser Zaubertrank ist als Russischer Kvass oder als das Getränk der Hundertjährigen bekannt. Basis ist gekeimtes Urgetreide wie zum Beispiel Kamut oder Einkorn.

Russischer Kvass

Zutaten
1 Tasse Kamut oder Einkorn
2 Tassen rote Bete oder/und Pastinake, Topinambur, Möhre, Sellerie, Petersilienwurzel
100 ml Sauerkrautsaft oder Brottrunk

Zubereitung
Kamut oder Einkorn über Nacht in Wasser einweichen, dann abgießen und zwei Tage lang abgedeckt bei Raumtemperatur stehen lassen, bis sich erste Keime zeigen. Täglich einmal abspülen.

An diesen Keimen sitzen Milchsäurebakterien, die für die Fermentation benötigt werden. Das gekeimte Getreide geben Sie in ein großes Glas, das sich luftdicht abschließen lässt. Am besten eignet sich ein Einmachglas mit einem Fassungsvermögen von 2 bis 3 Litern.

Die rote Bete bzw. das Gemüse gut waschen, in kleine Würfel schneiden und zu dem gekeimten Getreide geben.

Sauerkrautsaft oder Brottrunk zugeben, damit die Fermentation startet. Im Sommer funktioniert der Start auch sehr gut ohne diesen Zusatz.

Das Glas mit frischem Wasser auffüllen, luftdicht verschließen und bei Raumtemperatur an einem eher wärmeren Platz 5 bis 7 Tage stehen lassen. Am besten auf einem Untersetzer, denn manchmal ist die Fermentation so stark, dass etwas von der Flüssigkeit aus dem Glas gedrückt wird.

Nach einer Woche das Getränk durch ein Sieb filtern und den Saft in sauberen Flaschen gut verschlossen im Kühlschrank aufbewahren.

Täglich ein großes Glas davon vor dem Mittagessen genießen. Das ist eine wahre Wohltat für Ihre Darmflora und für Ihr Immunsystem.

RMS – einfach unverzichtbar!

Die rechtsdrehende Milchsäure hat selbst einen wachstumsfördernden Effekt auf die gesund machenden Milchsäureproduzenten in Ihrem Darm. Und diese sorgen dafür, dass sich schädliche, fäulnisbildende Darmbakterien zurückziehen ebenso wie unerwünschte Pilze.

Weil die RMS absolut wichtig für Ihre Gesundung ist, möchte ich Ihnen noch eine weitere Empfehlung geben. Falls meine Vorschläge zur Verbesserung Ihrer Darmflora für Sie zu unpraktisch oder auch sonst irgendwie unpassend sind: Es gibt RMS auch in Tropfenform in der Apotheke zu kaufen (siehe Anhang). Dieses Präparat ist ideal für alle, die kein Sauerkraut mögen oder keine Zeit finden, ein vorgekeimtes Frühstück zu bereiten, geschweige denn den Zaubertrank zuzubereiten. Nehmen Sie dreimal täglich vor jeder Mahlzeit 20 Tropfen RMS in einem Glas Wasser ein. Um einen anhaltenden Effekt auf Ihr Darmmilieu zu gewährleisten, sollten sie diese Tropfen drei Monate lang regelmäßig einnehmen.

Die Darmflora – Quelle für Proteine und mitotrope Substanzen

Die im Darm lebenden Bakterien sind ein perfekter Eiweißlieferant. Täglich versorgen diese speziellen Bewohner Sie mit reichlich Proteinen, die alle acht essenziellen Aminosäuren enthalten, die Sie in Ihrem Stoffwechsel hervorragend gebrauchen können: Isoleucin, Leucin, Lysin, Methionin, Phenylalanin, Threonin, Tryptophan und Valin. Die Bakterien liefern aber nicht nur Proteine, sondern auch aktive Enzyme, wichtige Fettsäuren, Vitamine (z. B. B12, K2) und Coenzym Q10, L-Carnitin, Alpha-Liponsäure, Ribose, ATP und noch vieles mehr – gute Lebensbedingungen vorausgesetzt. Erkennen Sie die Substanzen wieder? Coenzym Q10, Carnitin und Alpha-Liponsäure sind unabdingbar für die Funktion Ihrer Mitochondrien. Diese mitotropen Substanzen, die Sie für teures Geld als Kapsel kaufen können, liefern Ihnen Ihre Darmbakterien vollkommen umsonst.

Sie müssen nur dafür sorgen, dass Ihre Nahrung so zusammengesetzt ist, dass sich die Darmbewohner bei Ihnen wohl fühlen. Und das schaffen Sie, indem Sie auf tierische Eiweiße

weitgehend verzichten und damit die Fäulnis im Darm zurück-
drängen. Das schaffen Sie, indem Sie Ihren Darmbakterien ausreichend Ballaststoffe aus rohem Gemüse und Blättern zur Verfügung stellen. Das schaffen Sie, indem Sie für ausreichend
Milchsäure sorgen mit gekeimtem Buchweizen, rohem Sauerkraut, dem Zaubertrank oder auch mit RMS-Tropfen aus der
Apotheke. Das schaffen Sie, indem Sie Konservierungsstoffe
meiden und hochwertige Bioprodukte bevorzugen und dadurch die Aufnahme von schädigenden Toxinen reduzieren.
Wenn Sie auf diese Weise für Ihre Darmflora sorgen, dann
dauert es nicht lange, bis Sie sich leistungsfähiger fühlen, mehr
Energie haben, gesund und fit sind.

Die Darmschleimhaut – Schutz vor Bakterien

Die Fürsorge für Ihre Darmflora ist aus einem weiteren Grund
wichtig. Denn die Schleimhautbarriere und die Schleimhautzellen Ihres Darms verlangen ebenfalls Ihre Aufmerksamkeit.
Idealerweise ist Ihre Darmschleimhaut wie ein engmaschiges
Gewebe aufgebaut, das durch eine dicke, schleimige Schutzschicht vor schädlichen Angriffen aus dem Nahrungsbrei geschützt ist. Die schützende Schleimschicht besteht aus bestimmten Bakterien, die Fettsäuren für ihre Ernährung brauchen.
Sind im Nahrungsbrei Ihres Darms nicht genügend Fettsäuren
vorhanden, so gehen die schleimbildenden Bakterien zugrunde,
die Schutzschicht wird löchrig. Aggressive Stoffe aus dem
Nahrungsbrei sowie krank machende Erreger kommen dann in
Kontakt mit den Schleimhautzellen und führen zu einer Entzündung. Diese Entzündung lockert das ganze Gewebe auf, die
betroffenen Zellen weichen etwas auseinander. Es entstehen
kleine Lücken zwischen den Zellen, das Gewebe wird quasi

grobporig. Dann können Substanzen, die normalerweise durch die engen Maschen des gesunden Gewebes gebremst werden, auf einmal doch hindurchschlüpfen. Auf diese Weise gelangen Stoffe über die Darmwand ins Blut, die dort nichts zu suchen haben, und das körpereigene Immunsystem, das sich zu 80 Prozent in der Darmschleimhaut befindet, bekommt viel Arbeit. Es muss ständig gegen Nahrungsbestandteile und Erreger kämpfen, die das zu lockere Gewebe überwunden haben und ins Blut gelangt sind.

Eine schadhafte Darmschleimhaut kostet Energie

Das alles geschieht, ohne dass Sie davon irgendetwas spüren. Viele Jahre kann Ihr Immunsystem vollkommen unbemerkt in der Darmschleimhaut kämpfen, bis es eines Tages einen Wandel vollzieht. Dieser Wandel hat einen Namen: Antikörperswitch. Die Antikörper, die Ihr Immunsystem bisher gebildet hat, verwandeln sich, es wird nun eine andere Sorte von Antikörpern gebildet. Und diese andere Sorte spüren Sie. Sie spüren sie, indem Sie eines Tages allergisch auf Nahrungsmittel oder Pollen reagieren. Oder Sie werden auf einmal anfällig für Infekte.

Weil das Immunsystem dauerhaft Substanzen abwehren muss, bleibt nicht mehr genügend Kraft für die Abwehr von Infekten. Ein dauerhaft belastetes Immunsystem kostet viel Energie, denn bei dem Abwehrprozess wird viel ATP verbraucht. Womit sich der Kreis zu Ihren Mitochondrien schließt, die durch die anhaltende Belastung nicht mehr ausreichend Energie zur Verfügung stellen können.

Es gibt somit noch einen weiteren, wirklich guten Grund, sich um das Wohlbefinden Ihres Bauches zu kümmern. Der Schutz Ihrer Darmschleimhaut und die Qualität der Schutzschicht steht und fällt mit der Qualität und Zusammensetzung Ihrer Darmflora.

Gedankenmedizin für Schritt drei

Stellen Sie sich vor, was Ihre Darmbakterien für Sie, für Ihre Gesundheit, für Ihr Wohlbefinden und für die Versorgung Ihrer Mitochondrien ununterbrochen leisten. Stellen Sie sich vor, wie diese verschiedensten Kolonien sich in Ihren Darmzotten gemütlich eingerichtet haben. Wie jede Kolonie ihre spezielle Nische bewohnt. Und wie jede dieser Familien ganz spezielle Arbeiten in Ihrem Sinne verrichtet, indem sie Botenstoffe oder Abwehrsubstanzen produziert, indem sie Milchsäure bereitstellt oder Gifte bindet. Indem sie Ihnen die hochwertigsten Proteine zur Verfügung stellt. Vollkommen selbstlos arbeitet ein riesiges Heer von Mikroben ununterbrochen für Sie.

Stellen Sie sich vor, wie Sie diese wertvollen Helfer unterstützen können. Wie Sie sie mit knackigen Ballaststoffen erfreuen und es ihnen mit rechtsdrehenden Milchsäuren so richtig gemütlich machen. Machen Sie sich klar, dass Sie es sind, der durch die konsequente Umstellung der Ernährung Sorge dafür trägt, welche Mikroben in Ihrem Bauch die Oberhand gewinnen. Sie haben es in der Hand – und im Mund. Sie sind kein Opfer Ihres Schicksals! Sie können das Blatt wenden – nur Sie allein. Niemand anderes kann das für Sie tun. Es liegt in Ihrer Macht.

Schritt drei – den Darm pflegen und entlasten

Gehen Sie diesen Schritt mit Ihrem neuen Wissen über die unschätzbare Kraft Ihres Bauches als Quelle Ihrer Gesundheit. Kauen Sie mit dem Wissen darum, dass Sie Ihren ganz besonderen Mitbewohnern das Leben erleichtern. Essen Sie möglichst keine tierischen Eiweiße mehr, um den Fäulnisbakterien nicht zu viel Raum zu geben. Reduzieren Sie Ihren Konsum von verarbeiteten Kohlenhydraten, um auch die Gärung in Ihrem Bauch zurückzudrängen. Sorgen Sie für reichlich pflanzliche Ballaststoffe, die Sie jeden Tag in Form von Rohkost zu sich nehmen. Pflegen Sie ihre guten Bakterien mit rechtsdrehender Milchsäure in Form Ihres Zaubertranks oder den RMS-Tropfen, damit sie sich bei Ihnen richtig wohl fühlen und ihre Dienste für Sie optimal erledigen können.

Damit diese Ernährung, die Ihre Verdauung und Ihre Mitochondrien erfreut, noch besser wirken kann, ist es sinnvoll, den Darm hin und wieder von allen Altlasten zu befreien. Am besten fangen Sie jetzt damit an.

Den Darm entlasten

Heute beginnt für Sie ein neuer Lebensabschnitt. Die Quelle Ihrer Unbehaglichkeiten ist identifiziert. Jetzt können Sie aufräumen. Starten Sie mit einem deutlichen Signal für Ihren Darm und entledigen sich all der alten Abfallstoffe, die sich in ihm angesammelt haben.

Den Darm entleeren

Lassen Sie das Abendessen ausfallen und trinken Sie vor dem Schlafengehen ein großes Glas Wasser, in dem Sie 1 Esslöffel Bittersalz aufgelöst haben. Das wirkt stark abführend – möglicherweise müssen Sie schon in den frühen Morgenstunden auf die Toilette. Ist das nicht der Fall, dann trinken Sie direkt nach dem Aufwachen ein weiteres großes Glas Wasser mit Bittersalz.

Das Salz kann von der Darmschleimhaut nicht aufgenommen werden, und es bindet Flüssigkeit im Darm. So kommt der Spüleffekt zustande, und Ihr Darm kann sich von seinen Altlasten befreien.

Ein Fastentag mit Tee und Basenbrühe

Am Morgen trinken Sie warmes Wasser oder Kräutertee. Was schmeckt Ihnen besser: Fenchel, Kümmel, Kamille, Minze, Zitronenmelisse oder Verbene? Probieren Sie es aus. Kochen Sie sich 1 Liter Tee und trinken Sie ihn.

Außerdem gibt es heute basische Gemüsebrühe. Dazu benötigen Sie eine Stange Lauch, eine Möhre und etwas Sellerie, dazu ein Stück Zucchini, Kohlrabi oder ein paar Weißkohlblätter. Ein Lorbeerblatt und ein paar Pfefferkörner können auch hinein. Lassen Sie das Gemüse 20 Minuten in 2 Liter Wasser köcheln und gießen das Ganze dann durch ein Sieb ab. Das Gemüse kommt so, wie es ist, auf den Kompost! Heute gibt es nichts zu kauen. Nur die Gemüsebrühe ist Ihre Nahrung, die Sie über den Tag verteilt trinken. Sie steckt voller Mineralstoffe und beruhigt die Schleimhäute Ihres Verdauungssystems.

Am Nachmittag kochen Sie nochmals 1 Liter Kräutertee, den Sie bis 19 Uhr getrunken haben sollten. Ein Großteil Ihrer Altlasten hat sich heute schon von Ihnen verabschiedet.

Wenn Sie länger fasten wollen

Wenn Sie jetzt sehr motiviert sind und noch ein paar Tage nur mit Tee und Basenbrühe verbringen möchten, dann ist das absolut perfekt. Denn im Darm sitzen noch fest verklebte Verkrustungen, die sich erst in den nächsten Tagen lösen werden. Bis zu sieben Tage können Sie auf diese Weise fasten.

Bevor Sie dies aber tun, lesen Sie bitte das Kapitel »Schritt vier – die Entgiftungskur«.

Sechs Entlastungstage mit Gemüse

Wenn es Ihnen absolut schwerfällt, weiter mit Basenbrühe und Tee zu fasten, dann ist das auch überhaupt nicht schlimm. Dieser eine Tag der Darmreinigung setzt bereits ein starkes Signal für Ihren Stoffwechsel.

Mit dem folgenden Ernährungsprogramm, das sechs Tage lang dauert, entlasten Sie Ihren Darm ebenfalls. Ich hoffe, dass Sie gerne Kartoffeln essen, denn die finden Sie in den nächsten sechs Tagen auf Ihrem Teller.

Das **Frühstück** besteht aus Kartoffeln, Leinöl und Kräutern. Kochen Sie sich pro Mahlzeit zwei oder mehr Kartoffeln, je nachdem, wie hungrig Sie sind. Das geht besonders schnell, wenn Sie die Kartoffeln halbieren und mit der Schalenseite in etwas Wasser legen, sodass die Oberfläche nicht im Wasser liegt. So sind Ihre Kartoffeln in 10 Minuten gar, und die Mineralstoffe werden beim Kochen nicht ausgeschwemmt. Die gekochten, gepellten Kartoffeln servieren Sie mit etwas Salz, 1 bis 2 Esslöffeln frischem Leinöl und bestreuen sie mit ein paar Kräutern. Sehr lecker ist Thymian oder Majoran, frisch oder getrocknet oder ein paar Schnittlauchröllchen oder gehackte Petersilie – je nachdem, was Sie vorrätig haben. Zusätzlich gibt es noch 3 Esslöffel Sojajoghurt, das Sie mit Salz, Pfeffer und Kräutern würzen und eventuell noch ½ Avocado, ein Stückchen Gurke oder eine Tomate.

Das **Mittagessen** besteht wieder aus gekochten Kartoffeln mit Leinöl, Kräutern und Salz. Dazu gibt es eine große Portion Gemüse. Entweder im Topf gedünstet wie zum Beispiel Mangold oder Spinat. Oder Sie bereiten das Gemüse im Backofen zu wie zum Beispiel Möhren, Zucchini, Fenchel, Kürbis, Pastinake oder Petersilienwurzel.

Zum **Abendessen** kochen Sie für sich eine Gemüsesuppe aus Zwiebeln, Lauch, Knollen- oder Staudensellerie sowie Kartoffel, Knoblauch und evtl. auch noch Tomaten, wenn Sie das mögen. Zur Abwechslung können Sie diese Gemüsesorten auch im Ofen backen. Würfeln Sie das Gemüse, legen es auf ein Backpapier, bestreuen es mit Salz und Kräutern und lassen es 15 Minuten im vorgeheizten Ofen bei 200° rösten. Träufeln Sie ein wenig Olivenöl darüber und genießen ein wohltuendes Abendessen.

Trinken Sie **jeden Tag** 1–2 Liter Basenbrühe und 1 Liter Kräutertee oder Wasser über den Tag verteilt.

Dieses Programm halten Sie eine ganze Woche durch. Essen Sie nicht zwischendurch, lassen Sie Ihrem Bauch die Zeit, um alles, was in Ihrem Magen ist, komplett zu verdauen. Essen Sie nichts Süßes! Überhaupt gar nicht ein winziges bisschen! Bleiben Sie konsequent bei dem Plan, den ich Ihnen hier empfehle.

Zwischenmahlzeit unerwünscht

Gönnen Sie Ihrem Verdauungssystem eine Pause, bevor Sie ihm die nächste Füllung verabreichen. Wenn Sie zum Beispiel zu Mittag gegessen haben, dann entleert sich nach einer gewissen Verdauungszeit der Magen. Nun brauchen auch die unteren

Darmabschnitte ihre Zeit, um ihre Arbeit perfekt zu machen. Wenn der Nahrungsbrei richtig aufgeschlossen wurde, wird er an die nächste Station übergeben, und die Station, die mit ihrer Arbeit fertig ist, macht alles schön sauber.

Die Schleimhäute im Magen und Darm reinigen sich selbst. Sie können sich also vorstellen, dass der Dünndarm, nachdem die ganze Nahrung in den Dickdarm entlassen wurde, einen inneren Spülgang ausführt, um sich von allen Resten blank zu putzen. Das tut der Schleimhaut richtig gut. Wenn Sie aber schon die nächste Fuhre Futter nachschieben, bevor das Verdauungssystem den ersten Job komplett abgearbeitet hat, hat der Darm keine Chance, diesen Selbstreinigungsprozess auszuführen. Er unterbleibt einfach. Und so kommt es, dass durch das häufige Essen die Darmschleimhaut nie zur Ruhe kommt, es bleiben alle möglichen Reste an den Darmzotten hängen, die teilweise sehr alt werden und richtig fest verkrusten. Denken Sie daran, wenn Sie mit einer kleinen Zwischenmahlzeit liebäugeln. Denken Sie daran, dass Sie dann zwar Ihre Lust kurzfristig – eben solange dieses kleine Leckere in Ihrem Mund ist – befriedigen. Aber gleichzeitig bürden Sie Ihrem Verdauungssystem eine weitreichende Last auf.

Der Kaffee-Einlauf

Im Rahmen dieser Aufräumarbeiten können Sie noch eine ganz besondere Medizin anwenden. Und das ist der Kaffee-Einlauf. Ja, ich empfehle wirklich den Kaffee von der anderen Seite einzunehmen. Auch wenn das erst einmal etwas befremdlich klingen mag. Der Kaffee als Einlauf hat eine komplett andere Wirkung, als wenn er getrunken wird. Er wird über die Darmschleimhaut aufgenommen, gelangt über die Pfortader direkt in die Leber und unterstützt diese bei Ihrer Entgiftungsaufgabe.

Wenn Sie sich bei Ihrer Kur unwohl fühlen, wenn Sie vielleicht sogar Kopfschmerzen bekommen, dann trinken Sie Tee oder Basenbrühe. Oder Sie machen einen Kaffee-Einlauf. Was da genau passiert, das erfahren Sie im Kapitel »Schritt vier – die Entgiftungskur«.

Lecker essen nach dem Entlasten

In dieser Woche der Entlastung – ob nun mit Tee und Basenbrühe gefastet oder mit Gemüse entlastet – hat sich Ihr Darm von vielen Altlasten befreit. Das spüren Sie nicht nur in Ihrem Bauch. Im ganzen Körper können Sie Veränderungen wahrnehmen. Haben Sie gefastet, dann sollten Sie sich wenigsten einen Tag an das oben beschriebene Programm mit Kartoffeln und Gemüse halten. Ansonsten freut sich Ihr Bauch über die neue, mitochondrienfreundliche, Lebenskraft spendende und absolut köstliche Ernährung.

Entgiftung

Nehmen Sie sich Zeit, um die ersten drei Schritte zu gehen. Es gibt keinen Grund zur Eile. Wichtig ist, dass Sie letztlich Ihr Ziel erreichen. Und das erreichen Sie, wenn Sie wirklich erkannt haben, dass Sie selbst den allergrößten Einfluss auf Ihre Gesundheit, auf Ihr Wohlbefinden und auf Ihre Leistungsfähigkeit haben.

Schritt für Schritt

Nehmen Sie jeden Morgen und immer wieder zwischendurch, wenn Sie daran denken, Ihre Gedankenmedizin ein. Glauben Sie an Ihre Fähigkeiten, vertrauen Sie in Ihre eigene Macht. Das ruft in Ihnen ein wundervoll entspanntes Gefühl hervor.

Und in diesem Gefühl können Sie mit den liebevollsten Gedanken Ihren Einkaufswagen mit frischen, naturbelassenen, gesunden Lebensmitteln füllen. In diesem Gefühl wird es zur Selbstverständlichkeit, an den Regalen vorbeizugehen, die vollgestopft sind mit leblosen, auf Dauer gesundheitsschädigenden Kalorienspendern. Probieren Sie es aus, wie gut Sie sich schon allein durch die Umstellung Ihrer Ernährung fühlen. Gewinnen Sie für sich selbst die Sicherheit, dass es richtig ist, nur noch wirklich lebens- und kraftspendende Lebensmittel zu verzehren. Diese Sicherheit stellt sich bereits nach wenigen Tagen der

Umstellung ein. Sie fühlen es ganz genau, wie viel besser es Ihnen dadurch geht. Wenn Sie dies am eigenen Körper spüren, dann werden Sie nicht mehr daran zweifeln, ob das, was Sie hier von mir erfahren, wirklich gut für Sie ist. Dann brauchen Sie es nicht mehr zu glauben, denn dann wissen Sie es. Dieser Prozess vom Ausprobieren bis zum sicheren Wissen dauert seine Zeit. Nehmen Sie sich diese, bevor Sie den nächsten Schritt gehen.

Mit dem zweiten Schritt gewinnen Sie ein ganz neues Bewusstsein über Ihre Darmflora, auch das braucht seine Zeit. Jetzt wird Ihnen klar, dass Ihnen eine riesige Armee an wohlmeinenden Mikroben zur Seite steht und nichts anderes im Sinn hat, als die Nahrung, die Sie zu sich nehmen, optimal zu verdauen und Ihnen sämtliche Nährstoffe optimal zur Verfügung zu stellen. Das ist eine ganz faszinierende Erkenntnis. Sie brauchen nur noch dafür zu sorgen, dass es dieser Masse an Helfern wirklich gut geht. Dann danken sie es Ihnen mit Wohlgefühl im Bauch, mit regelmäßiger Verdauung, mit einer gesunden Darmschleimhaut, mit optimaler Resorption Ihres Superfutters, mit der Stabilisierung Ihres Immunsystems und vielem mehr. Auch hier braucht es seine Zeit, bis sich Ihr neues Wissen in Ihnen so gefestigt hat, dass es für Sie zur Selbstverständlichkeit wird, nichts mehr zu tun, was Ihrer hilfreichen Truppe ernsthaften Schaden zufügt.

Woher kommen die ganzen Gifte?

Im diesem Kapitel, im dritten Schritt, geht es um die Entgiftung. Viele Gifte gelangen von außen in Ihren Körper hinein, indem Sie unwissentlich toxische Substanzen essen, einnehmen, einatmen, über die Haut resorbieren.

Sie essen, trinken, atmen toxische Stoffe

Es gibt eine unüberschaubare Flut an toxischen Substanzen, mit denen der menschliche Körper tagtäglich fertigwerden muss. Hier kann ich Ihnen nur eine kleine Auswahl geben. Zum Beispiel essen Sie Pestizide, mit denen Paprikaschoten behandelt werden, oder Dioxin, das sich im Fleisch befindet, oder Hormone, mit denen die Milchprodukte verseucht sind. Sie nehmen Giftstoffe durch Softdrinks auf, die mit Zuckeraustauschstoffen wie Aspartam oder Sucralose gesüßt sind. Und aus den praktischen PET-Plastikflaschen, in denen Sie Ihre Limonade oder Ihr Mineralwasser nach Hause tragen, gelangen Hormone, Schwermetalle, Weichmacher und weitere toxische Substanzen in das Getränk und damit in Ihren Blutkreislauf.

Schmerzmittel belasten die Leber

Medikamente, die Sie gegen alle möglichen Störungen wie Bluthochdruck, Diabetes, Schmerzen usw. einnehmen, sind zwar wichtig, doch sie sind auch in gewissem Umfang giftig und müssen vom Körper wieder ausgeschieden werden. Die sehr häufig verwendeten Schmerzmittel Ibuprofen und Diclofenac sind nur zwei Beispiele dafür, wie ein Medikament, das viele Menschen täglich einnehmen, die Leber und die Mitochondrien des ganzen Körpers schädigen kann. Beide Schmerzmittel gehören zu den nichtsteroidalen Antirheumatika (NSAR), und beide stören den Zellstoffwechsel der Mitochondrien. Sie haben zwei Angriffspunkte. Speziell die Mitochondrien der Leberzellen werden durch die Hemmung eines wichtigen Enzyms (Acyl-CoA-Dehydrogenase) gestört. Bei empfindlichen Menschen kann es dadurch zu Veränderungen der Leberzellen kommen, vergleichbar mit denen bei Menschen, die viel Alkohol trinken. Es kann eine sogenannte Fettleber entstehen, die in ihrer Entgiftungsfunktion gravierend beeinträchtigt ist. Der zweite Angriffspunkt ist die Blockade von Enzymen in der Atmungskette. So kann der Prozess der Energiegewinnung in den betroffenen Mitochondrien nicht richtig ablaufen – ohne die richtige Funktion aller notwendigen Enzyme wird einfach kein ATP gebildet.

Amalgam und Aluminium

Eine weitere sehr häufige Belastung sind Amalgamfüllungen in den Zähnen. Bei jedem Kauvorgang wird an der Oberfläche der Füllung ein kleines bisschen vom Amalgam abgerieben, und Quecksilberdampf steigt daraus auf. Der tut Ihrem Körper, speziell Ihrem Entgiftungs- und Ihrem Nervensystem überhaupt nicht gut.

Oder das Aluminium, das Sie mitessen, wenn Sie ein praktisches Fertiggericht aus einer Aluminiumschale verspeisen. Es ist zwar superpraktisch, ein Fischfilet mit leckerer Kruste direkt aus der Tiefkühltruhe in den Backofen zu schieben und es nach 30 Minuten bereits verspeisen zu können. Sie handeln sich mit dieser Annehmlichkeit allerdings ein hochtoxisches Nervengift ein, das unter anderem eine Rolle bei der Entstehung von Alzheimer spielt.

Gifte, die im Körper entstehen

Nicht nur von außen dringen Gifte in Sie hinein. Auch in Ihrem Darm entstehen reichlich giftige Stoffe wie zum Beispiel die Leichengifte, die bei der Fäulnis von tierischen Eiweißen in Ihrem Darm freigesetzt werden. Ammoniak, das beim Abbau von tierischem Eiweiß entsteht und Sie richtig müde und fertig macht, ist hochtoxisch. Ebenso die Bakteriengifte, die zum Beispiel ständig freigesetzt werden, wenn Ihr Zahnfleisch immer wieder ein wenig entzündet ist. Auch die Energiegewinnung in den Mitochondrien geht nicht ohne »Abfall« vonstatten. Denn bei der Produktion der ATP-Energieträger entstehen freie Radikale in der Atmungskette. All diese Gifte müssen unschädlich gemacht werden.

Unser Entgiftungssystem ist hocheffektiv

Das klingt jetzt alles ziemlich erschreckend – und es ist in der Tat eine gewaltige Herausforderung für das Entgiftungssystem Ihres Körpers. Allerdings sind wir von Natur aus mit hocheffektiven entgiftenden Mechanismen ausgestattet worden, die uns trotz dieser zahlreichen Angriffe überleben lassen. Die Leber ist der zentrale Leistungsträger in diesem System, die Niere und die Haut leisten effektive Schützenhilfe. Mit vielen toxischen Substanzen kommt der Körper daher erstaunlicherweise ganz gut zurecht. Aber es ist letztlich eine Frage der Dosis, ob das Entgiftungssystem seine Aufgabe erfolgreich lösen kann oder ob es vorher schlappmacht.

Es gibt so viele toxische Substanzen, denen Sie einfach nicht entkommen können. Sie atmen sie mit der Luft ein, Sie nehmen sie über die Haut auf, Sie schlucken sie tagtäglich mit Ihren Nahrungsmitteln, Ihrem Trinkwasser oder mit Ihren Medikamenten. Und doch haben Sie eine Chance, die Giftdosis deutlich zu reduzieren. Je weniger Gifte Sie aufnehmen, umso weniger werden Ihre Entgiftungssysteme belastet. Und dann haben Ihre Leber, Ihre Niere und Ihre Haut mehr Kapazität, die unvermeidbaren Gifte so weit wie möglich unschädlich zu machen.

So vermeiden Sie Giftstoffe

Gifte – egal, woher sie kommen – stören Ihren Stoffwechsel, stören die Mitochondrien bei der Bereitstellung der Lebensenergie, stören Ihre Darmflora und damit die so wichtige Schleimhautbarriere, stören Ihr Nervensystem, stören Ihre Wachheit, Ihr Leistungsvermögen, Ihr Immunsystem, stören Ihre ganze Gesundheit. Deshalb ist es von zentraler Bedeutung, die Aufnahme von vermeidbaren Giften so weit wie möglich zu verhindern.

Kaufen Sie bewusst ein

Streichen Sie mit Giften belastetes Fleisch, mit Hormonen und krebsfördernden Substanzen belastete Milchprodukte und mit Chemikalien belastete Fische und Schalentiere von Ihrem Speiseplan. Kaufen Sie keine Getränke, die in PET-Flaschen abgefüllt sind. Wenn Sie dennoch Plastikflaschen kaufen wollen, dann schauen Sie auf die Kennzeichnung mit dem Pfeildreieck. Steht in dem Dreieck die Nummer 2, 4 oder 5 so sind diese Verpackungen aus Polyethylen (kurz PE) oder Polypropylen (kurz PP) hergestellt, die als gesundheitlich ungefährlich gelten. Lassen Sie auch Konservendosen im Regal stehen. Denn ihre Innenbeschichtung kann Bisphenol A abgeben, das ist eine Art hormoneller Schadstoff, der Ihren Hormonhaushalt durcheinanderbringen kann. Dieser Stoff ist auch in fast jeder Frischhaltefolie und in den Kartons von Fast-Food-Verpackungen enthalten.

Kaufen Sie, wo immer es Ihnen möglich ist, unverpackte, frische Waren. Bevorzugen Sie biologisch hergestellte Lebensmittel, und bezahlen Sie den höheren Preis, den die nach Demeter- oder Bioland-Richtlinien produzierten Lebensmittel kosten, mit Freude. Freuen Sie sich darüber, dass Ihnen diese hochwertige Qualität zur Verfügung steht, die ihren Preis absolut wert ist. Wirklich gute Qualität lässt sich nicht zu Dumpingpreisen erzeugen. Auch wenn das Einkaufen länger dauert, weil Sie die hochwertigen, gesundheitsfördernden Produkte nicht in jedem Laden bekommen – der Mehraufwand zahlt sich absolut aus.

Es liegt an Ihnen. Sie haben die Gelegenheit, nur noch die bestmögliche Qualität auf Ihren Teller zu bringen und die leblosen, schädlichen Kalorienspender aus Ihrem Leben zu verbannen.

Weitere sinnvolle Maßnahmen

Sorgen Sie auch für das Wohlbefinden Ihrer Darmflora. Denn mit der gezielten Förderung Ihrer gesund machenden Mikroorganismen haben Sie Einfluss darauf, dass die Menge der Toxine, die durch den Verdauungsprozess in Ihrem Darm entstehen, reduziert werden kann. Haben Sie Amalgamfüllungen? Dann lassen Sie diese unbedingt entfernen. Leiden Sie ab und zu unter Zahnfleischbluten? Dann lassen Sie es in Ordnung bringen. Nehmen Sie Medikamente ein? Dann lassen Sie sich auf ganzheitlicher Basis beraten.

Mit all diesen Maßnahmen können Sie selbst den Hebel ansetzen. Das sind Ihre ganz persönlichen Möglichkeiten, unmittelbar Einfluss zu nehmen. Wenn Sie diese ausschöpfen, spüren Sie bereits in kurzer Zeit die Entlastung.

Amalgam – Gift in Ihrem Körper

In Deutschland ist – anders als in anderen Ländern – Amalgam als Zahnfüllungsmaterial nicht verboten. Es wird als das einzig wirtschaftliche Füllungsmaterial angesehen und daher von den Krankenkassen komplett erstattet. Allerdings müssen die Speibecken in den Zahnarztpraxen mit einem Metallabscheider ausgerüstet sein. Der Inhalt dieses Metallabscheiders muss als Sondermüll entsorgt werden. Das Gift aus der Spucke ist also anerkanntermaßen Sondermüll, ebenso wie das entfernte Material – aber in den Mund des europäischen Bürgers darf es auch heute noch eingebracht werden. In Schweden, Finnland, Dänemark, Russland und Japan wird schon lange auf Amalgam als Zahnfüllmaterial verzichtet.

Amalgam ist so gefährlich, weil es Quecksilber enthält, das giftigste nichtradioaktive Element. Durch das gleichzeitige Vorhandensein anderer Giftstoffe wie zum Beispiel Antibiotika oder Pestizide, die Sie unwissend über Ihre Nahrung aufnehmen, wird seine Giftigkeit in Ihrem Körper um ein Vielfaches gesteigert[26]. Die Liste der Krankheiten, die durch Quecksilberbelastung des Körpers ausgelöst werden können, ist lang. Sie reicht von chronischer Müdigkeit, Magen-Darm-Beschwerden und Infektanfälligkeit über Depression, Autoimmunkrankheiten, Schmerzen in Muskeln und Gelenken, Parkinson, Alzheimer und ADHS bis zu Nierenschäden, Herz-Kreislauf-Erkrankungen und Krebs.

Wenn Sie noch Amalgamfüllungen in Ihrem Mund haben, dann rate ich Ihnen ganz eindringlich, diese entfernen zu lassen. Das Quecksilber, das in den Füllungen enthalten ist, verdampft. Bei jedem Biss, bei jedem Kauen steigt ein unsichtbarer Nebel aus den Füllungen auf, den Sie inhalieren und schlucken. Das Schlucken ist nicht ganz so schlimm, denn ein Teil des verschluckten Giftes wird über den Darm wieder ausgeschieden. Doch der Dampf, der inhaliert wird, gelangt über die Lunge in den Körper, dringt in das Innere der Zellen ein und erreicht sogar Ihre Mitochondrien. Dort verbindet es sich mit den Strukturen des Zellinneren und zerstört diese.

Amalgam ist ein hochtoxisches Zellgift. Suchen Sie sich einen Zahnarzt, der sich mit der Toxizität von Amalgamfüllungen auskennt und der das Problem ernst nimmt.

Die Leber – Ihr zentrales Entgiftungsorgan

Sie können also einiges dafür tun, damit möglichst wenig Gifte in Ihren Körper gelangen. Ganz lässt sich die toxische Belastung jedoch nicht vermeiden, daher ist es wichtig, den Körper beim Loswerden dieser unerwünschten, krank und schlapp machenden Substanzen zu unterstützen.

So arbeitet die Leber

Ihre Leber ist Ihr zentrales Entgiftungsorgan. Sie nimmt Giftstoffe aus dem Blut auf und wandelt sie in mehreren Schritten in ungiftige Substanzen um. Diese werden dann über den Darm, die Niere, die Haut und die Lunge ausgeschieden. Um diese Leistung zuverlässig erbringen zu können, sind – genau wie bei den Mitochondrien – eine ganze Reihe bestimmter Substanzen erforderlich.

Die Leber ist nicht nur Spezialist dafür, giftige Substanzen im Körper unschädlich zu machen, sie erbringt auch eine enorme Aufbauleistung. Aus einzelnen Aminosäuren, Mineralstoffen, Vitaminen und Fettsäuren produziert sie neue Eiweiße, Enzyme, Cholesterin und viele andere wichtige, wertvolle Stoffe für den Körper.

Die Aufbau-, Umbau- und Ausscheidungsleistung der Leber ist abhängig von der Verfügbarkeit bestimmter Substanzen. Diese gelangen nur zu Ihrer Leber, wenn Sie die richtigen Lebensmittel zu sich nehmen und wenn Sie dafür Sorge tragen, das Ihre Darmschleimhaut diese Substanzen in der richtigen Form und Menge ins Blut durchlässt. Nur so stehen Ihrer Leber alle notwendigen Zutaten in ausreichender Menge zur Verfügung. Es geht also wieder darum, dass Sie Ihre Nahrung geschickt auswählen, bewusst essen und sich um die perfekte Qualität Ihrer Darmschleimhaut als wichtigste Barriere zwischen außen und innen kümmern.

Die Arbeitszeiten der Leber

Die Leber verlangt aber noch ein bisschen mehr von Ihnen. Dieses fantastische Organ hat einen festen inneren Rhythmus, der für ihr Funktionieren unabdingbar ist. Wenn Sie morgens frühstücken und bald darauf die ersten Zuckermoleküle, Aminosäuren und Fette in Ihr Blut gelangen, beginnt die Leber ihr Tagwerk. Sie nutzt die im Blut herumschwimmenden Bausteine für die vielfältigen Auf- und Umbauprozesse. Heranschwimmende Giftstoffe werden erst einmal zur Seite gelegt. Um diese kümmert sie sich später.

Wenn Sie sich abends vor dem Schlafengehen noch einen kleinen Snack gönnen, ein paar Nüsse vielleicht oder ein Stückchen Schokolade oder ein paar Kekse, dann schwimmen auch zu später Stunde noch Nährstoffe in Ihrem Blut herum, die verarbeitet werden müssen. Das bringt Ihre Leber aus dem Takt. Denn sie bereitet sich auf ihr ganz spezielles Nachtwerk vor, das sie verrichtet, während Sie schlafen. Und das ist die Verarbeitung der Giftstoffe, die über Tag angefallen sind.

Die Leber leistet Ihre Hauptarbeit im Rahmen der Entgiftung zwischen 1 und 3 Uhr morgens. Kann sie zu dieser Zeit nicht in Ruhe arbeiten, so stört sie gerne Ihren Schlaf. Wenn Sie jede Nacht zwischen 1 und 3 Uhr aufwachen, können Sie davon ausgehen, dass Ihre Leber die nächtliche Entgiftungsleistung nicht optimal erbringen kann. Der gestörte Schlaf ist somit ein wichtiges Zeichen.

Geben Sie Ihrer Leber die Gelegenheit, ihrem eigenen Rhythmus zu folgen und essen Sie möglichst nach 19 Uhr nichts mehr. Auch das vielleicht geliebte Glas Rotwein sollten Sie zum Abendessen trinken – nicht später. Ihre Leber wird es Ihnen danken.

Der Schlüsselstoff Glutathion

Der wichtigste und wertvollste Schlüsselstoff, der nicht nur der Leber, sondern auch jeder einzelnen Körperzelle zur Verfügung steht, heißt Glutathion. Es ist ein Tripeptid, das aus den drei Aminosäuren Glutaminsäure, Cystein und Glycin gebildet wird, und die wichtigste antioxidative Substanz Ihres Organismus. Dieser Powerstoff macht alle Arten von freien Radikalen unschädlich. Glutathion ist unverzichtbar für die Entgiftung und für die Reparatur von geschädigten Zellen.

Insbesondere in der Atmungskette in den Mitochondrien ist es unentbehrlich. Beim Prozess der Energiegewinnung wird unter dem Einfluss von Sauerstoff aus Fettsäuren und Zuckermolekülen der Energieträger ATP produziert. Als »Abfall« entstehen sogenannte freie Radikale, die in den Mitochondrien und in den Zellen beträchtlichen Schaden anrichten können. Sie können es sich so vorstellen, als würden Sie in Ihrem Wohnzimmer ein Feuerwerk abbrennen. Die Raketen würden wild herumschießen und Ihre Tapeten, Vorhänge und Möbel beschädigen. So passiert das auch in den Zellen, wenn die freien Radikale nicht rechtzeitig unschädlich gemacht werden. Hier kommt das Glutathion ins Spiel: Als Antioxidans verändert es freie Radikale chemisch so, dass sie vollkommen harmlos werden. Glutathion spielt auch eine wichtige Rolle bei der Immunabwehr und schützt vor Alterserkrankungen[27]. Bei ausgeprägten Erkrankungssymptomen ist es, intravenös gegeben, ein hocheffektives Heilmittel. Es ist also absolut erstrebenswert, für einen möglichst hohen Glutathionspiegel zu sorgen.

Den Glutathionspiegel erhöhen

Sie können Glutathion in der Apotheke kaufen und schlucken. Das ist jedoch nicht nötig, denn die Natur stellt uns alles zur Verfügung, was unser Körper braucht.

So enthalten viele Früchte und Gemüsesorten Glutathion, vor allem Avocados, gefolgt von Spargel, Kartoffeln, Paprika, Zwiebeln, Brokkoli, Kürbis, Spinat, Knoblauch, Tomaten, Grapefruits, Äpfeln, Orangen, Pfirsichen, Bananen und Melone.

Glutathion wird bei seinem Einsatz als Antioxidans chemisch verändert, und damit es wieder wirksam ist, muss es regeneriert werden. Diese Regeneration wird von verschiedenen Gewürzen unterstützt: Gelbwurz (Kurkuma), Zimt, Kümmel und Kardamom besitzen bestimmte Verbindungen, die bei der Regeneration von verbrauchtem Glutathion hilfreich sind[28]. Aber Achtung! Glutathion ist hitzeempfindlich – es wird durch Kochen zerstört.

Die Leber ist in der Lage, Glutathion aus drei Aminosäuren (Cystin, Glycin und Glutamin) unter Zuhilfenahme von Magnesium aufzubauen. Außerdem benötigt sie einige Enzyme, für deren perfekte Funktion wiederum die Mineralstoffe Kupfer und Zink sowie die Spurenelemente Mangan und Molybdän vorrätig sein müssen. Das mag jetzt schon wieder kompliziert klingen, ist aber letztlich ganz einfach! Es genügt, wenn Sie einmal eine Idee davon bekommen haben, wie viele verschiedene

Substanzen Ihr Körper für seine perfekte Funktion benötigt. Die Details können Sie ruhig gleich wieder vergessen. Denn ich werde Ihnen keine langen Listen von Nahrungsergänzungsmitteln empfehlen, die Sie für Ihre vermeintliche Regeneration benötigen. Ich bin – wie Aristoteles – davon überzeugt, dass »das Ganze wertvoller ist als die Summe seiner Teile«.

Die reife Avocado oder frischer Brokkoli sind in ihrer ganz besonderen und unnachahmlichen Zusammensetzung viel wertvoller als eine Packung Glutathion und eine Mischung von Mineralstoffen, die Sie in der Apotheke kaufen können. Mir ist es wichtig, dass Sie sich merken, dass Sie alle, wirklich alle notwendigen Stoffe ohne Anstrengung haben können, wenn Sie sich an die grundlegenden Empfehlungen halten, die ich Ihnen hier in diesem Buch gebe.

Natürliche Ernährung sichert die Versorgung mit Glutathion
Wenn Sie Ihr Augenmerk auf rohe und gekeimte Lebensmittel lenken, stehen Ihnen absolut alle notwendigen, wertvollen Stoffe für Ihre Gesundheit über Ihre Nahrung zur Verfügung. Sie müssen zusätzlich dafür Sorge tragen, dass Ihre Darmschleimhaut gut funktioniert. Wenn Sie dies beachten, wenn Sie danach handeln, dann sind Sie auf dem richtigen Weg, der Sie Ihrer Gesundheit näherbringt. Dann haben Ihre Leber und Ihre Körperzellen genügend Glutathion und genügend Rohstoffe nicht nur für die Eigensynthese dieses genialen Entgiftungsschlüssels zur Verfügung.

Nur zur Erinnerung: Der Hafer, den Sie zum Frühstück essen, liefert Ihnen die Aminosäuren Cystin, Glycin und Glutamin als Rohstoff für die Glutathionbildung. Ebenso liefert der Hafer Kupfer und Mangan für die Enzyme beim Aufbau. Der Buchweizen bringt das Spurenelement Molybdän auf Ihren Teller, das in der Synthese von Glutathion unverzichtbar ist. Der Kakao in Rohkostqualität in der Kakao-Nuss-Creme aus dem Kapitel »Das Frühstück«, bereichert Sie mit Kupfer, Molybdän und Mangan. Hülsenfrüchte, insbesondere Sojabohnen, liefern reichlich Cystin, Glycin, Glutamin, Zink und Molybdän. Hasel-, Wal- und Paranüsse sind perfekte Lieferanten von Kupfer, Zink und Mangan. Diese Liste könnte ich noch eine Weile fortsetzen. Aber das ist nicht nötig. Sie können darauf vertrauen, dass unsere natürlichen, möglichst wenig verarbeiten Lebensmittel alles mitbringen, was Sie für ein gesundes Leben bzw. für eine effektvolle Regeneration brauchen.

Der Superstoff Alpha-Liponsäure

Die Alpha-Liponsäure ist eine schwefelhaltige Fettsäure, die in den Mitochondrien jeder Körperzelle vorkommt. Sie hat im Wesentlichen drei Funktionen. Zum einen ist sie als Helfer in den Mitochondrien bei der Energieproduktion unabdingbar, und sie stimuliert die Eigenproduktion von Glutathion. Zum anderen ist sie ein hocheffektives Antioxidans, macht also die freien Radikale unschädlich. Gleichzeitig kann sie verbrauchte Antioxidantien wieder regenerieren, daher wird sie auch das »Antioxidans der Antioxidantien« genannt. Die dritte Funktion betrifft ihre Entgiftung von Metallen, wie zum Beispiel von Quecksilber, Kadmium und Arsen. Darüber hinaus wird die Leber durch die Alpha-Liponsäure vor giftigen Stoffen und leberschädigenden Medikamenten geschützt. Bei neurodegenerativen Erkrankungen hat sie einen mildernden Effekt auf die Störungen von Nervenfunktionen.

Ist die Leber einer hohen toxischen Belastung ausgesetzt, so wird viel Alpha-Liponsäure verbraucht, und es kann rasch ein

Mangel auftreten. In einem akuten Belastungszustand kann die intravenöse Gabe von Alpha-Liponsäure helfen, allerdings ist es hier genau wie mit allen anderen heilsamen Substanzen für den menschlichen Körper: Die Alpha-Liponsäure wird in unseren Lebensmitteln quasi kostenlos mitgeliefert.

Reichlich Alpha-Liponsäure erhalten Sie aus Spinat, Brokkoli, Tomaten, Süßkartoffeln, Kartoffeln, Hefe, Möhren, Erbsen, Rosenkohl und Fleisch. Viele dieser Lebensmittel enthalten übrigens auch einen hohen Anteil an Glutathion.

So wie mit allem Superfutter, das Sie sich gönnen, ist es auch mit der Alpha-Liponsäure: Je gesünder und funktionstüchtiger Ihre Darmschleimhaut ist, umso besser können all die gesund machenden und gesund erhaltenden Stoffe wie Glutathion und Alpha-Liponsäure in Ihr Blut und damit in Ihre Leber und Ihre Mitochondrien gelangen. Dort stehen Ihnen mit diesen beiden Superstoffen hocheffektive Substanzen für Ihre Energiegewinnung und Ihre Entgiftung zur Verfügung.

B-Vitamine – wertvolles Nervenfutter

B-Vitamine sind als Beschleuniger und Regulatoren an allen (!) Stoffwechselprozessen des Körpers beteiligt. Der Schwerpunkt ihres Einsatzgebietes liegt im Bereich der Nerven und des Gehirns sowie im Bereich des Energiestoffwechsels. Ohne B-Vitamine funktioniert der Stoffwechsel von Fetten, Zuckern und Eiweißen nicht. Die ATP-Produktion in den Mitochondrien kommt ohne B-Vitamine keinen Schritt weiter. Der Aufbau und die Regeneration von Nervenzellen ist abhängig vom Vorhandensein der B-Vitamine, ebenso wie das Immunsystem nur mit den B-Vitaminen ordnungsgemäß arbeitet. Perfekte pflanzliche Lieferanten von allen B-Vitaminen mit Ausnahme von Vitamin

B12 sind Buchweizen, Hafer, Hirse und Avocado, Vollkorngetreide sowie viele andere Lebensmittel. Hefeflocken sind je nach Hersteller prall gefüllt mit den B-Vitaminen. Die Folsäure (Vitamin B9) finden Sie in großen Mengen in grünem Blattgemüse. Nur Vitamin B12 ist über den pflanzlichen Weg nicht zu bekommen. Es ist ausschließlich in tierischen Nahrungsmitteln wie Milchprodukten, Eiern und Fleisch enthalten. Einzige bisher bekannte Ausnahme ist die Süßwasseralge Chlorella, sie enthält ebenfalls reichlich vom Menschen resorbierbares Vitamin B12.

Weil das Vitamin B12 so besonders wichtig für die Energiegewinnung und für die Entgiftung ist, will ich Ihnen mehr darüber erzählen.

Vitamin B12 – unverzichtbar für Ihre Leistungsfähigkeit

Vitamin B12 gehört in die Gruppe der sogenannten Coenzyme. Enzyme sind Stoffe, die einen Vorgang beschleunigen, und Coenzyme sind Stoffe, die das Enzym aktivieren. Ohne Coenzym funktioniert das Enzym nicht. Vitamin B12 ist ein Coenzym, das an vielen Reaktionen im Körper beteiligt ist, insbesondere für den regelrechten Ablauf des Stoffwechsels muss genug davon vorhanden sein. Vitamin B12 ist damit besonders wichtig für die Energiegewinnung und für die Entgiftung.

Allerdings gibt es das weit verbreitete, oft unerkannte Problem des Vitamin B12-Mangels. 40 Prozent der Bevölkerung leiden darunter. Betroffen sind insbesondere Veganer, Vegetarier und reifere Menschen. »Reif« sein beginnt in diesem Fall schon ab 45 Jahren. Selbst wenn in Ihrer Nahrung ausreichend Vitamin B12 vorhanden ist, so kann es sein, dass Ihrem Körper trotzdem nicht genug von diesem wichtigen Coenzym zur Ver fügung steht. Das kann zum einen daran liegen, dass schon im Magen, der die Vorbereitung für die Resorption gewährleisten muss, etwas nicht richtig funktioniert. Zum anderen kann es sein, dass durch die gestörte Darmschleimhaut das Vitamin im letzten Teil des Dünndarms nicht resorbiert wird.

Wieso kommt das B12 nicht richtig an?

Der Magen ist zuständig für das richtige Säurebad, in dem wichtige Stoffe aus der Nahrung aufgespalten werden. Die Bereitstellung von Vitamin B12 ist abhängig davon, dass der Magen ausreichende Säure herstellen kann. Wenn der Magen jung und gesund ist, kann er das ohne Probleme leisten. Doch mit zunehmender Reife lässt die Säurebildung nach. Dann kommt es häufig dazu, dass das Säurebad einfach zu mild ist, um die notwendigen Vorbereitungen zu treffen, dass das Vitamin B12 richtig herausgelöst werden kann.

Weiterhin ist der Magen zuständig für die Herstellung eines kleinen Transport-Moleküls, das sich mit dem Vitamin B12 verbindet und es durch den Darm schleust. Dieses Vehikel heißt Intrinsic-Faktor. Wenn dieser Transporter nicht ausreichend oder auch gar nicht hergestellt wird, kann das Vitamin B12 im letzten Abschnitt des Dünndarms einfach nicht resorbiert werden. Der Intrinsic-Faktor kann fehlen, weil zum Beispiel das körpereigene Immunsystem durcheinandergekommen ist und den Fehler begeht, den eigenen Intrisic-Faktor zu zerstören.

Das Immunsystem, das eigentlich dafür eingerichtet ist, den Körper vor Fremdstoffen zu schützen, kann plötzlich anfangen, Antikörper gegen körpereigene Strukturen herzustellen und sich in zerstörerischer Weise gegen sich selbst richten. Solch eine Fehlreaktion kommt zustande, wenn das Immunsystem überlastet ist, zum Beispiel durch eine Störung der Schleimhautbarriere

des Darms. Wenn zu viele Fremd-Eiweiße durch die löchrig ge-
wordene Schleimhaut des Darms schlüpfen, hat das Immunsystem dauerhaft zu viel zu tun, und dann kann sich ein Fehler ein-
schleichen, der für den Betroffenen unangenehme Folgen hat.

Die Aufnahme von Vitamin B12 kann aber auch durch verschiedene Medikamente behindert werden. So stört zum Beispiel das Metformin, ein Medikament, das gegen Diabetes
eingesetzt wird, die Aufnahme des Vitamins. Oder der Magensäureblocker, der gegen Sodbrennen eingesetzt wird oder als
»Magenschutz« bei der Einnahme anderer Medikamente, die
den Magen reizen könnten. Weiterhin beeinträchtigen Antidepressiva, die Antibabypille, verschiedene Blutdrucksenker und
viele weitere Medikamente die Resorption von Vitamin B12.

Was sind die Symptome des B12-Mangels?

Sie brauchen dieses wichtige Vitamin für die Energieproduktion
in Ihren Mitochondrien. Sie brauchen es für die Zellmembranen Ihres Nervensystems. Sie brauchen es für die Zellregenera-
tion und für die Bildung neuer Blutkörperchen. Sie brauchen es
für die Bildung Ihrer Hormone und Botenstoffe, die Ihre Stimmung beeinflussen. Und Sie brauchen es für die Entgiftung.

Wenn Sie unter chronischer Müdigkeit leiden, unter immer
wiederkehrenden Infekten, unter Stimmungsschwankungen und
Schlafstörungen, so könnte es sein, dass auch Sie einen Vitamin
B12-Mangel haben. Bitten Sie Ihren Arzt, Ihren Vitamin-B12-
Spiegel zu untersuchen. Sind Ihre Blutwerte normal, bitten Sie
um weitergehende Untersuchungen. Es gibt wesentlich sensib-
lere Tests, die den B12-Mangel zuverlässig herausfinden kön-
nen: die Auswertung der Methylmalonsäure (MMA) in Ihrem
Urin sowie die Bestimmung des Holotranscobalamin (Holo-
TC) in Ihrem Blut.

Wenn bei Ihnen ein Vitamin-B12-Mangel nachgewiesen ist, so ist eine Behandlung erforderlich.

Vitamin B12 in der Selbstbehandlung

Die Selbstbehandlung bei einem Vitamin-B12-Mangel ist unproblematisch. Eine Überdosierung ist so gut wie nicht möglich, überschüssiges Vitamin B12 wird ausgeschieden. Je nach Höhe des Mangels ist eine tägliche Dosis von 500 bis 1.000 Mikrogramm sinnvoll. Die von der DGE empfohlenen 3 Mikrogramm betreffen die Menge, die der menschliche Körper über eine Injektion benötigt, um den Vitamin-B12-Spiegel in der Norm zu halten. Da Sie das Vitamin aber schlucken und nicht gespritzt bekommen, muss die Dosis wesentlich höher sein, weil Sie sonst Ihren Mangel nicht beheben werden.

Nun gibt es drei Formen von Vitamin B12, die sich in ihrer Wirksamkeit und ihrem Wirkort etwas unterscheiden: Methylcobalamin, Adenosylcobalamin und Hydroxocobalamin. Am schnellsten verfügbar ist das Methylcobalamin. Wenn Sie lieber Tropfen statt Tabletten nehmen, empfehle ich Ihnen Methylcobalamin-Tropfen aus der Apotheke. Eine zuverlässige Bezugsquelle für diese Tropfen finden Sie im Anhang. Lassen Sie morgens und abends je 5 Tropfen im Mund zergehen, Ihre Mundschleimhaut kann das Vitamin B12 schon ganz gut resorbieren. Wenn Sie die Tropfen eine Weile im Mund behalten, umgehen Sie eventuell bestehende Magen- und Darmstörungen und die dadurch fehlerhafte Resorption. In 1 Tropfen Methylcobalamin sind 200 Mikrogramm enthalten, und wenn Sie einmal täglich 5 Tropfen einnehmen, sind das insgesamt 1.000 Mikrogramm.

Eine gute Alternative ist eine Kapsel, in der die drei verschiedenen Formen von Vitamin B12 kombiniert sind: »Vitamin

B12 – MHA-Formel«. Die Bezugsquelle finden Sie im Anhang. Nehmen Sie hiervon täglich 1.000 Mikrogramm ein.

Vitamin B12 in der täglichen Ernährung

Wenn Ihre Vitamin-B12-Resorption gut funktioniert und Sie keinen nachgewiesenen Mangel haben, müssen Sie keine Tropfen oder Kapseln einnehmen. Wollen Sie jedoch meiner Empfehlung folgen und zukünftig nur noch im Ausnahmefall tierische Nahrungsmittel zu sich nehmen, dann sollten Sie auf Ihren Vitamin-B12-Spiegel achten. Denn dieses Vitamin ist fast ausschließlich in tierischen Lebensmitteln vorzufinden. Die einzige Ausnahme ist die Chlorella-Alge.

Wenn Sie hin und wieder tierische Produkte essen, dann empfehle ich Ihnen für die Vitamin-B12-Versorgung Fisch, und zwar Hering, Sardine oder Forelle. Diese Fische sind nicht so stark mit Umweltgiften belastet und enthalten pro 100 g nicht nur 10 Mikrogramm Vitamin B12, sondern liefern auch noch Selen, Vitamin D und andere B-Vitamine. Bei den Milchprodukten liefert der Camembert mit 3 Mikrogramm pro 100 Gramm eine akzeptable Menge an Vitamin B12.

Chlorella – einzige pflanzliche Quelle von Vitamin B12

Die Süßwasser-Alge Chlorella enthält pro 100 Gramm immerhin stolze 80 Mikrogramm Vitamin B12. Um den Tagesbedarf nach DGE von 3 Mikrogramm zu decken, würden Sie 3 Gramm Chlorella pro Tag benötigen. Damit das Vitamin aus der Alge gut resorbiert werden kann, müssten Sie mehrfach täglich eine Portion Chlorella einnehmen.

Bei guter Gesundheit ist die Alge eine gute Versorgungsquelle. Wollen Sie allerdings einen niedrigen Spiegel normalisieren, so müssten Sie so viele Algen-Tabletten schlucken, dass

Sie allein davon schon satt sein würden. Zur Substitution von Vitamin B12 ist Chlorella teuer, doch sie liefert noch eine hohe Konzentration an Mineralstoffen, Aminosäuren, wichtigen Fettsäuren, andere B-Vitamine sowie viel Chlorophyll.

Mineralien und Vitamine – nicht nur für die Leber

Ich beschreibe im Folgenden eine Auswahl von Vitaminen und Mineralstoffen, die für Ihren gesamten Stoffwechsel absolut wichtig sind. Damit möchte ich Sie nicht erschrecken, sondern Ihnen zeigen, was Ihr Stoffwechsel wirklich braucht und wie einfach es ist, Ihrem Körper all das zu liefern, was er benötigt. Sie brauchen überhaupt nicht darüber nachzudenken, ob Sie nun genügend Vitamin E oder C oder Magnesium zu sich nehmen. Die Vielfalt der Lebensmittel, die jede Jahreszeit für Sie bereithält, sorgt dafür, dass Ihnen alle wichtigen Stoffe zur Verfügung stehen. Und das Besondere an einer Hand voll Johannisbeeren oder einer kompletten Mandel ist, dass sie nicht die chemisch isolierten, mit verschiedenen Hilfsstoffen versetzten, zur Tablette gepressten oder in Kapseln abgefüllten, reinen Einzelstoffe Vitamin C oder E enthalten. Nein, die echten LEBENS-mittel enthalten ein ganzes Feuerwerk an fein aufeinander abgestimmten Substanzen, die sich miteinander in Ihrer Wirksamkeit entfalten und verstärken und die so in keiner einzelnen Pille oder Kapsel zu finden sind. Die vollkommene Ganzheit der regenerierenden, nährenden und heilenden Inhaltsstoffe erhalten Sie ausschließlich aus lebendigen Lebensmitteln.

Die lebendigen Vitamine ACE

Die Leber braucht genauso wie alle anderen Zellen Ihres Körpers die Vitamine A, C und E, damit Ihr Entgiftungsstoffwechsel optimal funktioniert. Sparen Sie sich den ACE-Zusatz in Saft oder Limonade ebenso wie Nahrungsergänzungmittel. Die unter unserem Himmel gewachsenen Möhren, der Grünkohl und der Spinat liefern Ihnen reichlich Vitamin A. Aber nicht isoliert, sondern in einer perfekt ausgeklügelten, vollkommenen Komposition, die Ihnen als echtes Lebensmittel dient. Genauso perfekt liefern Ihnen Paprika, Brokkoli, schwarze Johannisbeeren, Kiwis, Erdbeeren und Zitrusfrüchte Vitamin C. Und die perfekte Kombination mit Vitamin E erhalten Sie aus Mandeln, Süßkartoffeln, Weizenkeim-, Sonnenblumen- sowie Olivenöl, Eiern und Hafer.

Weil die Vitamine A und E sich durch Hitze nicht verändern, gelangen sie auch mit gekochter Nahrung in Ihr System. Anders ist das mit dem Vitamin C. Das verflüchtigt sich ganz schnell nach der Ernte und schätzt Hitze überhaupt nicht. Hier ist also Rohkost angesagt, die ein perfekter Lieferant für dieses wichtige Vitamin ist.

Selen

Sehr wichtig für den Stoffwechsel ist das Selen. Es ist ein hierzulande sehr seltenes Spurenelement, das für die Energiegewinnung in den Mitochondrien unabdingbar ist. Und es ist ein ganz wichtiges Entgiftungsmineral. Selen ist in der Lage, Schwermetalle, insbesondere Quecksilber, zu binden und unschädlich zu machen. Die Böden in Europa sind arm an Selen, daher ist auch in den hier angebauten Lebensmitteln ebenso wie in den hiesigen tierischen Erzeugnissen wenig Selen enthalten.

Bei einer erhöhten Giftbelastung Ihres Körpers wird Ihr Selenvorrat eingesetzt, um Gifte abzufangen und zur Ausscheidung zu bringen. So werden Ihre Vorräte schnell verbraucht, es kann zu einem Selenmangel kommen. Weil die Mitochondrien ohne ausreichendes Selenangebot nicht mehr in der Lage sind, die Zellen mit der notwendigen Energie zu versorgen, ist der Energiemangel vorprogrammiert. Bei einem gravierenden Selenmangel ist die kurzfristige Einnahme eines Selenpräparates unbedingt sinnvoll. Ist der Selenspiegel wieder im Normbereich können Sie ihn mit täglich 20 Gramm Kokosnuss, sehr köstlich als geröstete Flocken, oder mit 50 Gramm Paranüssen (das sind 2–3 Stück) im Lot halten. 100 Gramm Hering oder 150 Gramm Rindfleisch leisten ebenfalls gute Dienste beim Aufrechterhalten Ihres normalisierten Selenspiegels.

Magnesium – unverzichtbarer Helfer

Magnesium ist ein Mineralstoff, der einen massiven Einfluss auf Ihre Mitochondrien und damit auf Ihre Gesundheit hat. Die Herstellung, Speicherung und Freisetzung von ATP ist vollkommen abhängig vom ausreichenden Vorhandensein dieses Mineralstoffs. Ohne Magnesium kann die Atmungskette nicht funktionieren, es kann nicht genügend ATP produziert, ATP kann nicht aufbewahrt und auch nicht freigesetzt werden. Aber nicht nur die Gewinnung von Lebensenergie in den Mitochondrien, auch viele weitere Stoffwechselvorgänge benötigen Magnesium. So reguliert der Mineralstoff zum Beispiel den Fett- und Kohlenhydratstoffwechsel und hat damit Einfluss auf die Blutfette und den Blutzucker. Auch die Psyche wird durch Magnesium reguliert – es hat eine antidepressive Wirkung. In Stresssituationen sorgt Magnesium dafür, dass nicht zu viel Adrenalin ausgeschüttet wird, und es mildert die Auswirkungen des Adrenalins. So sorgt es für eine verbesserte Stresstoleranz. Magnesium wirkt außerdem durchblutungsfördernd, indem es die Blutgefäße entspannt, damit das Blut besser hindurchfließen kann. Durch die Entspannung der Blutgefäße kann ein erhöhter Blutdruck auf ganz natürliche Weise gesenkt werden. Diese Entspannung ist auch im Herzen wirksam und optimiert die Durchblutung und die Nährstoffversorgung dieses wichtigen Muskels.

Lassen Sie Ihr Blut auf den Gehalt an Magnesium untersuchen. Wichtig bei dieser Bestimmung ist, dass der Wert im sogenannten Vollblut gemessen wird. Dabei wird berücksichtigt, dass das Magnesium fast ausschließlich in den roten Blutkörperchen eingelagert ist und nicht frei in der Blutflüssigkeit herumschwimmt. Der Wert sollte auf jeden Fall im oberen Normbereich liegen. Wird bei Ihnen ein Mangel an Magnesium festgestellt, so können Sie Ihren Körpervorrat sehr effektvoll mit Magnesiumcitrat wieder auffüllen. Mit der Einnahme von zweimal täglich 250 bis 300 Milligramm sollte der Mangel in wenigen Wochen zu beheben sein.

Parallel dazu ist eine Darmsanierung unverzichtbar. Denn die Resorption dieses wichtigen Mineralstoffs ist abhängig von einer gesunden und gut funktionierenden Darmschleimhaut. Die Kapsel mit Magnesium ist nur in der Übergangszeit sinnvoll, bis Ihr Darm wieder richtig gut funktioniert.

Hitliste der Magnesiumspender

Magnesium sollte jeden Tag auf Ihrem Speiseplan stehen. Das ist nicht schwierig, wenn Sie jeden Tag ein paar Nüsse, Hafer und Soja oder Hülsenfrüchte essen. Die absolut perfekten Magnesiumspender sind Kürbis- und Sonnenblumenkerne sowie Kakao und Sesamsamen mit einem durchschnittlichen Gehalt von 400 bis 500 Milligramm Magnesium pro 100 Gramm. Im Kapitel »Das Frühstück« finden Sie ein Superfutter-Rezept für eine kleine magnesiumhaltige Leckerei: Kürbisstangen mit Kakao und Sesam. Nicht ganz so viel Magnesium, aber dennoch über 130 Milligramm pro 100 Gramm, enthalten Sojabohnen,

Hirse, Bohnen und Linsen, Vollkornreis und Hafer. Auch Quinoa, Amaranth und Mandeln sind gute Lieferanten für Magnesium. Damit das Magnesium gut resorbiert werden kann, müssen die Kürbiskerne, Nüsse, Samen und Hafer am besten über Nacht eingeweicht werden, um die enzymhemmende Phytinsäure abzulösen. Quinoa und Amaranth sind schon nach 30 Minuten Einweichzeit so weit davon befreit, dass sie weiterverarbeitet werden können.

Eine Pflanze hilft der Leber

Es ist eine Distel, die einen hochwirksamen Inhaltsstoff für die Leber bereithält. Sie heißt Mariendistel und enthält den Wirkstoffkomplex Silymarin. Silymarin erhöht die Widerstandsfähigkeit der Zellmembranen gegenüber schädigenden Einflüssen. Das bedeutet, dass Silymarin zum Beispiel die Membran der Leberzellen so stabilisieren kann, dass giftige Stoffe wie Alkohol, Medikamente und Umweltgifte nicht so leicht in die Leberzellen eindringen können. Es wirkt antioxidativ, indem freie Radikale wirkungsvoll abgefangen werden. Des Weiteren regt Silymarin den Stoffwechsel der Leber an. Es fördert ihre Eiweißproduktion und beschleunigt die Regeneration von geschädigtem Lebergewebe. Silymarin ist so wirkungsvoll, dass es sogar in der Intensivmedizin zur Rettung der schwerkranken Leber erfolgreich eingesetzt wird[29].

So behalten Sie den Überblick

Auch wenn Ihnen jetzt vielleicht der Kopf raucht von all den Informationen – im Prinzip ist es überhaupt nicht schwierig, die Leber gut zu versorgen, sodass dieses geniale Organ perfekt für Sie arbeiten kann. Die wesentlichen Punkte will ich Ihnen hier noch einmal kurz zusammenfassen.

Schützen Sie sich mit Bedacht vor vermeidbaren Giften, wo immer es Ihnen möglich ist. Essen Sie keine tierischen Produkte mehr, die Sie unbemerkt mit Substanzen belasten, mit denen Ihre Leber fertigwerden muss. Kaufen Sie Ihre Getränke nur noch in Glasflaschen und ersparen sich die toxischen Substanzen aus PET-Flaschen. Versuchen Sie, möglichst hochwertige Bioprodukte zu kaufen, um den bestmöglichen Nährstoffgehalt bei geringstmöglicher Giftbelastung zu erhalten. Trennen Sie sich von Ihren Amalgamfüllungen. Gönnen Sie Ihrer Leber die Nachtruhe, die sie für die Entgiftung braucht, und essen Sie deshalb nach 19 Uhr nichts mehr.

Die verschiedenen für den Leberstoffwechsel so wichtigen Substanzen wie Glutathion, Alpha-Liponsäure, B-Vitamine, ACE, Selen und Magnesium stehen Ihnen in ausreichender Menge und in der optimalen Form, nämlich als natürliches Lebensmittel, zur Verfügung, wenn Sie sich an die vorgenannten Empfehlungen für Ihre Ernährung und für die Regeneration Ihres Darms halten. Lediglich das Vitamin B12 sollten Sie regelmäßig einnehmen, denn das ist in der veganen Ernährung nicht in ausreichendem Maße enthalten.

Wenn Sie sich in einem Erschöpfungszustand befinden, dann lassen Sie eine Blut- bzw. Urinuntersuchung bei Ihrem Arzt durchführen. Die Substanzen, die dann nachweislich fehlen, nehmen Sie vorübergehend in Tropfen- oder Kapselform ein. Denn in einer Erschöpfung ist ein Mangel oft so tiefgreifend, dass die Regeneration auf dem beschriebenen natürlichen Weg sehr lange dauern kann.

Führen Sie auf jeden Fall die Darmsanierung durch. Denn ohne eine funktionstüchtige Darmschleimhaut kann sich kein

Körper regenerieren. Ebenso wichtig und hilfreich für Ihre Regeneration und für die Rückkehr Ihrer Energie ist die Entgiftungskur, Schritt vier auf Ihrem Weg in die Kraft. Weiter unten erkläre ich Ihnen, wie Sie diese zu Hause durchführen können.

Drei weitere Organe, die beim Entgiften helfen

Doch bevor ich erkläre, wie diese wunderbare Entgiftungskur funktioniert, stelle ich Ihnen noch drei weitere Organe vor, die Ihnen bei Ihrer Entgiftung und Ausscheidung zur Seite stehen. Das sind Ihre Haut, Ihre Nieren und Ihre Lunge.

Ihre Haut – der Spiegel Ihres Wohlbefindens

Mit einer Oberfläche von rund zwei Quadratmetern Ihre Haut ist ein ziemlich großes Organ. Über die Talg- und Schweißdrüsen können verschiedenste Substanzen ausgeschieden werden. So werden manche Medikamente und in geringem Maße auch toxische Substanzen wie zum Beispiel Arsen von den Schweißdrüsen auf die Hautoberfläche gebracht. Auch Alkohol und verschiedene mehr oder weniger stark riechende Substanzen wie zum Beispiel Knoblauch gelangen über die Schweißdrüßen auf die Hautoberfläche. Schuppen und Ekzeme zeigen eine Störung des Stoffwechsels Ihrer Haut an. So ist zum Beispiel das juckende Ekzem im Eingang des Gehörgangs oder Ekzeme an den Händen oder in den Ellenbeugen nach meiner Erfahrung der äußerlich sichtbare Ausdruck einer Störung der Darmschleimhaut. Wird der Darm geheilt, heilen auch die Ekzeme.

Wenn Sie Ihren Körper entgiften, treten sehr häufig neue Flecken auf, schuppige und vielleicht auch juckende Hautirritationen an ungewohnten Stellen, wie zum Beispiel am Brustbein, auf der Kopfhaut oder auf den Handrücken. Diese Flecken sind nichts anderes als eine Ansammlung von Stoffen, die der Körper über diesen Weg ausscheidet. Wenn Sie solche Irritationen bemerken, dann können Sie den Ausscheidungsvorgang Ihrer Haut anregen und unterstützen.

Basenbäder unterstützen die Entgiftung der Haut

Ihre Haut hat einen Säureschutzmantel, der Sie vor unerwünschten mikrobiellen Angriffen von außen schützt. Wenn Sie ein Basenbad nehmen und dabei Ihre Haut mit einem rauen Waschlappen abreiben, wird der Hautoberfläche Säure entzogen. Die Säure wird praktisch abgerubbelt und abgewaschen. Innerhalb weniger Stunden nach dem Bad transportieren die Hautzellen Säuren aus dem Gewebe in die Oberfläche und bauen den Säureschutzmantel wieder auf. Über diesen Weg kann der Körper Säuren aus dem Gewebe auf die Oberfläche der Haut verschieben – und mit den Säuren gelangt eine ganze Reihe von Abfallstoffen quasi huckepack mit an die Oberfläche und wird ausgeschieden. Auf diese Weise hilft Ihre Haut beim Entgiftungsprozess mit.

Außerdem tut so ein Basenbad einfach gut, es ist schön warm und gemütlich, macht die Haut schön glatt und sauber und entgiftet, ohne dass Sie auf irgendetwas verzichten müssen.

Hautpflege

Ihre Haut scheidet aber nicht nur aus, sie ist nimmt auch alles Mögliche auf. Die Haut kann bis zu zehnmal effektiver resorbieren, als es die Darmschleimhaut kann. Deshalb sollten Sie darauf achten, welchen Stoffen Sie den Kontakt mit Ihrer Haut erlauben. Waschen und eincremen gehört zum täglichen Pflegeritual. Ihre Haut liebt es, wenn Sie sie eincremen. Sie unterstützen damit ihre Durchblutung und aktivieren die Fließgeschwindigkeit der Lymphflüssigkeit in den Lymphgefäßen.

Das Lymphsystem könnten Sie vergleichen mit dem Abwassersystem Ihrer Gemeinde, das verbrauchtes und verschmutztes Wasser aus Ihrem Haushalt abtransportiert. Substanzen, die im Gewebe nicht mehr benötigt werden, werden von den Lymphkapillaren aus den Zellzwischenräumen einfach eingesaugt und dann weggeschafft. Diesen Abtransport können Sie durch das Eincremen und Massieren Ihrer Haut ganz nebenbei unterstützen und beschleunigen. Gleichzeitig ist es ein angenehmes Gefühl, wohlriechende Öle in die Haut einzumassieren.

Gefährliche Substanzen in Pflegeprodukten

Seien Sie bitte achtsam bei der Auswahl Ihrer Pflegeprodukte. Es gibt unendlich viele ausgeklügelte Substanzen, die heutzutage den Kosmetika zugesetzt werden, nicht nur, um Ihnen zu mehr Schönheit und weniger Alterung zu verhelfen, sondern auch, um die Cremes und Deos besonders anwenderfreundlich und attraktiv zu machen. Darunter sind zum Beispiel Stoffe, die mithilfe der Nanotechnologie als unvorstellbar winzige Nanopartikel hergestellt werden. Diese transportieren sehr schnell und tief alle möglichen Trägerstoffe durch die Haut. Aber sie machen in der Haut nicht Halt, sondern gelangen auch in den Kreislauf.

Häufig in Kosmetika eingesetzt wird Titanoxid als UV-Schutz und zur Haltbarmachung. Die Internationale Agentur für Krebsforschung der Weltgesundheitsorganisation stuft Nano-Titandioxid als krebserregend ein, trotzdem finden Sie genau diese Substanzen nicht nur in Ihrer Sonnenschutzcreme. In Anti-Falten-Cremes werden Fullerene eingesetzt. Auch das sind Nanopartikel, die die Haut vor Alterung schützen sollen, indem sie freie Radikale direkt in der Haut aufnehmen können. Lippenstifte werden durch Zugabe von Nano-Eisenoxid angenehmer in ihrer Konsistenz. In Deodorants oder Seifen wird Nanosilber verwendet, um eine antimikrobielle Wirkung zu erzeugen.[30] Die Wissenschaft ist sich überhaupt nicht im Klaren darüber, was Nanopartikel mit dem Menschen anstellen. Tierversuche zeigen eine ganze Reihe von Störungen, die, wenn sie auf den Menschen zutreffen, absolut nicht wünschenswert sind. Und dennoch werden diese »fortschrittlichen« Technologien angewendet und effektvoll beworben und natürlich vom ahnungslosen Verbraucher gerne angenommen und verwendet.

Nicht nur die Nanopartikel sind sehr fragwürdig. Wenn Sie auf die Suche gehen, würden Sie in der Auflistung der Zutaten Ihrer Kosmetika und Zahnpasta viele chemische Substanzen finden, die nachgewiesenermaßen für den Menschen wirklich ungesund sind. Zum Beispiel Natriumlaurylethersulfat (Sodium-laureth-sulfat) wird im Körper in eine hormonähnliche Struktur umgewandelt, die im Verdacht steht, Krebs auslösen zu können. Viele Kosmetikprodukte werden auf Mineralölbasis hergestellt, sie enthalten aromatische Kohlenwasserstoffe, die ebenfalls im Verdacht stehen, krebserregend zu sein.[31] Polyethylenglycol (PEG) wird als Emulgator oder Tensid, also als Fettlöser eingesetzt. Sie finden PEG in Duschgel, Reinigungsmilch und Shampoo, aber auch in Zahnpasta und vielen Arzneimitteln. Dieser Stoff hat die Eigenschaft, Zellwände aufzuweichen. Über die Haut wird PEG schnell resorbiert, es gelangt in Ihren Blutkreislauf und kann die innere Membran Ihrer Mitochondrien genauso zerstören, wie es die Schleimschutzschicht in Ihrer Darmschleimhaut durchlöchern kann. Von dieser Art schädlicher Substanzen gibt es lange Listen, die ich Ihnen hier aber nicht zumuten möchte.

Natürliche Pflege für die Haut

Um Ihre Haut gesund und schön zu erhalten, brauchen Sie keine synthetisch hergestellten Kosmetika. Im Gegenteil. Ersparen Sie Ihrem Stoffwechsel diese fragwürdigen Produkte, die mit Nanopartikeln und Co. produziert wurden – auch wenn ihre Wirksamkeit als noch so brillant angepriesen wird. Ihre Haut, Ihre Nieren, Ihr ganzer Stoffwechsel und letztlich Ihre Leber müssen mit dieser geballten Ladung von körperfremden, gesundheits- und erbgutschädigenden Stoffen fertigwerden.

Die Pflege von Innen ist es, die die Qualität Ihrer Haut tatsächlich nachhaltig verbessert. Und dies erreichen Sie durch eine ganzheitliche Entlastung Ihres Stoffwechsels. Ebenso wie durch die Reinigung und Pflege Ihrer Haut auf vollkommen natürlichem Weg. Regen Sie die Durchblutung Ihrer Haut mit Trockenbürsten und/oder Wechselduschen an. Cremen Sie sich liebevoll ein und benutzen Sie möglichst natürliche Reinigungsmittel und Kosmetika.

Ihre Nieren helfen beim Entgiften

Die Nieren befreien Ihr Blut von wasserlöslichen Fremdsubstanzen wie Arzneimitteln und Umweltgiften. Rund 1.800 Liter Blut strömen täglich durch Ihre Nieren. Ihr gesamtes Blut fließt 60-mal pro Tag durch die Nierenfilter und wird dabei von einem Teil der wasserlöslichen Schadstoffe befreit. Diese werden mit dem Urin ausgeschieden. Pro Tag verlassen ungefähr 1,5 Liter Flüssigkeit Ihren Körper als Urin, der größte Anteil ist Wasser, etwa 5 Prozent bestehen aus wasserlöslichen Abfallstoffen.

Unterstützen Sie Ihre Nieren bei der Ausscheidung dieser Abfallstoffe, indem Sie reichlich Wasser oder Kräutertee trinken. 1,5 bis 2 Liter pro Tag sollten es sein. Kaffee hat zwar auch eine anregende Wirkung auf die Ausscheidung der Niere, jedoch ist Kaffee ein sehr säurehaltiges Getränk. Und um Säure auszuscheiden, muss die Niere Mehrarbeit leisten. Trinken Sie deshalb den Kaffee als puren Genuss nur in Maßen, das heißt, nicht mehr als zwei Tassen pro Tag.

Entsäuern über die Lunge

Über Ihre Lunge werden flüchtige, also gasförmige Substanzen wie zum Beispiel Alkohol abgeatmet. Eine Funktion der Lunge ist das Abatmen von Kohlendioxyd, auch Kohlensäure genannt. Dieses Gas entsteht im Zellstoffwechsel und wird über die Lunge eliminiert. Kohlendioxyd hat einen Einfluss auf den pH-Wert (Säuregrad) des Blutes. Durch intensives Atmen wird mehr Kohlendioxyd abgeatmet. Wenn Sie sich körperlich anstrengen und kräftig dabei atmen oder sogar ins Schnaufen kommen, werden Sie auf diesem Wege eine ganze Menge Säuren los – Ihrem Stoffwechsel tut das gut. Das ist einer der Gründe, weshalb regelmäßiges, moderates Training ein wertvoller und wichtiger Anteil ist auf dem Weg in Ihre Regeneration.

Schritt vier – die Entgiftungskur

Mit Schritt drei haben Sie bereits damit begonnen, die Altlasten in Ihrem Bauch loszuwerden. Nun gehen wir einen Schritt weiter und nehmen die Regeneration Ihrer Zellen in Angriff. Helfen Sie Ihrer Leber dabei, die vielen Giftstoffe, die sich im Laufe der Zeit in Ihrem Körper angesammelt haben, zu eliminieren.

Die Galle als Transportmittel

Nachdem die Leber die giftigen Substanzen vorverarbeitet hat, bindet sie die Stoffe, die sie loswerden will, zum Teil an die Gallenflüssigkeit. Diese Galle wird somit zu einem Transportmittel, über das die Leber Stoffe ausscheiden kann. Eine weitere Aufgabe der Galle ist es, als Verdauungsenzym die Fette in Ihrer Nahrung aufzuspalten. Wenn Sie also etwas Fetthaltiges essen, wird die Galle aus der Gallenblase in den Zwölffingerdarm ausgeschüttet. Gleichzeitig verlassen die Giftstoffe, die als Anhängsel an die Gallensäure gebunden sind, die Leber. Nun ist Ihr Körper sparsam im Umgang mit seinen Ressourcen. In der Gallenflüssigkeit befindet sich ein wertvoller Rohstoff, nämlich das Cholesterin. Cholesterin ist ein ganz wichtiger Baustein, den der Körper an vielen Stellen benötigt. Deshalb wird es in der Galle nicht vergeudet, sondern nach getaner Arbeit im letzten Anteil des Dünndarms rückresorbiert. Damit gelangt nicht nur ein Teil des wertvollen Cholesterins wieder in den Kreislauf, sondern auch ein Teil der Giftstoffe.

Nun können Sie Ihrer Leber dabei helfen, nicht nur mehr Gallensäuren und damit auch mehr Giftstoffe auszuscheiden. Sie können auch dazu beitragen, dass die Rückresorption der Gallensäuren gebremst wird und dadurch effektiv mehr Gifte den Körper via Toilette verlassen können. Die erste Unterstützungsmaßnahme ist der Kaffee-Einlauf.

Kaffee-Einlauf

Nun mögen Sie angewidert die Nase rümpfen, denn ein Einlauf – und schon gar mit Kaffee – mag Ihnen sehr abwegig vorkommen. Das tun Sie allerdings nur so lange, bis Sie selbst erfahren haben, welch angenehme Wirkung ein solcher Einlauf hat.

Zunächst benötigen Sie ein Einlaufgerät, auch Irrigator oder Klistiergerät genannt. Es gibt inzwischen sehr handliche, sehr diskret zu verwendende Geräte. Das kleinste heißt Klyso, es besteht aus einem Gummibällchen mit zwei kurzen Schläuchen. Sie können es im Stehen benutzen. Stellen Sie den Kaffee in einem Gefäß ins Waschbecken, die eine Seite des Klyso-Schlauches hängen Sie in den Kaffee, die andere Seite des Schlauches führen Sie ein Stück in Ihren After ein. Mit dem Gummibällchen pumpen Sie dann den Kaffee in sich hinein. Die Alternative ist das Reprop Clyster. Hier befüllen Sie ein längliches Plastikgefäß mit dem Kaffee, führen den daran befestigten Schlauch in Ihren After ein und pumpen dann den Kaffee in sich hinein. Dazu können Sie sich ganz bequem auf die Toilette setzen. Schauen Sie sich im Internet unter YouTube die Videos zum Gebrauch dieser Geräte an. Es ist wirklich ganz einfach und hygienisch. Sind Sie bereit? Dann kochen Sie sich jetzt den Kaffee.

So wird's gemacht

Sie benötigen für einen Einlauf 3 Esslöffel fein gemahlenen Biokaffee. Den kochen Sie in etwas Wasser kurz auf und lassen ihn 10 Minuten ziehen. Gießen Sie den Kaffee durch einen Filter und füllen ihn mit Wasser auf 700 Milliliter auf.

Weil Sie sich mit dem Einlauf im Bauch eine Weile hinlegen sollen, breiten Sie in Ihrem Bett vorsichtshalber ein dickes Handtuch aus, auf das Sie sich gleich drauflegen werden. Nur für alle Fälle, falls doch mal ein Tröpfchen danebengeht.

Der körperwarme Kaffee steht jetzt schon im Badezimmer bereit. Verabreichen Sie sich zunächst 200 Milliliter. Legen Sie sich ins Bett und versuchen, diese Portion für 5 bis 10 Minuten zu halten. Stellt sich der Stuhldrang schon bald ein, so ist das nicht schlimm. Lassen Sie ruhig alles wieder hinaus. Dann pumpen Sie die zweite Portion mit 500 Millilitern in sich hinein, die Sie auf jeden Fall 10 Minuten halten sollten. Jetzt legen Sie sich am besten auf Ihre rechte Seite, dann hat der Bereich des Dickdarms im linken Unterbauch, in dem der Kaffee schwimmt, mehr Platz. Oder Sie legen sich auf den Rücken und lagern Ihr Becken auf ein dickes Kissen, sodass der untere Teil Ihres Körpers etwas erhöht liegt und nicht so viel Druck auf Ihren Enddarm ausgeübt wird.

Versuchen Sie die 10 Minuten durchzuhalten. Ihr Darm wird sich immer wieder melden und nach Entleerung verlangen. Sie können diesen Drang durch leichtes Rütteln der Bauchdecke oder durch einen Wechsel Ihrer Körperlage vorübergehend wieder beruhigen. Manchmal helfen auch ein paar ganz tiefe Atemzüge.

Die Entgiftung mit Wärme unterstützen

Es ist sehr wohltuend, wenn Sie sich jetzt zusätzlich eine Wärmflasche oder einen heißen Wickel auf Ihren rechten Brustkorb legen. Denn unter den Rippen auf der rechten Seite befindet sich Ihre Leber, deren Durchblutung durch die Wärme gesteigert wird. Für den heißen Wickel bereiten Sie direkt vor dem Einlauf ein Geschirrtuch vor, das Sie in eine Schale legen und mit sehr heißem Wasser übergießen. Decken Sie es ab und stellen es neben das Bett, bevor Sie sich mit dem Einlauf hinlegen. Wringen Sie es gut aus und legen Sie es sich auf den rechten unteren Brustkorb. Decken Sie dieses Tuch mit einem dicken Handtuch ab, dann hält es schön lange die Wärme. Oder Sie legen einfach eine warme Wärmflasche auf diesen Bereich.

Wie der Kaffee wirkt

Der Kaffee, der nicht via Magen und Dünndarm in Ihren Kreislauf gelangt, sondern über die Schleimhaut des Dickdarms resorbiert wird, hat eine vollkommen andere Wirkung. Der »Kaffee von hinten« beschleunigt weder den Puls noch erhöht er den Blutdruck und er aktiviert auch nicht den Kreislauf. Der Kaffee wird über das venöse System des Dickdarms direkt zur Leber geleitet, bewirkt dort eine Weitstellung der Gallengänge und regt den Gallenfluss an. Das führt zu einer verstärkten Sekretion der Galle und damit auch zu einer vermehrten Ausscheidung der an die Galle gebundenen giftigen Substanzen.

Formen der Entgiftungskur

Die beste Zeit für den Kaffee-Einlauf ist morgens und am späten Nachmittag. Für die Entgiftungskur gibt es mehrere Möglichkeiten. Sie können sie ausschließlich mit Kaffee-Einläufen machen, Sie können zusätzlich eine Entlastungskur durchführen, also einen Tag fasten und dann einige Tage nur Kartoffeln und Gemüse zu sich nehmen, oder Sie fasten ein paar Tage mit Tee und Brühe. In allen Fällen unterstützen Sie die Entgiftung mit den weiter unten beschriebenen Maßnahmen: Zeolith und Basenpulver, Trockenbürsten, Basenbäder, Goldrutentee und Mariendistel.

Entgiftungskur mit Kaffee-Einläufen

Möchten Sie ausschließlich mit dem Kaffee-Einlauf entgiften, so nehmen Sie sich eine Woche lang jeden Tag einmal diese Auszeit. Im Anschluss machen Sie den Kaffee-Einlauf drei bis vier Wochen lang zweimal pro Woche. Länger sollten Sie diese Kur nicht durchführen.

Entgiftungskur mit Entlasten/Fasten und Kaffee-Einläufen
Sie haben sich entschlossen, die oben beschriebene Entlastungskur zu machen oder sogar mehrere Tage zu fasten und nur Tee und Basenbrühe zu trinken? Dann gönnen Sie sich täglich zwei- bis viermal einen Kaffee-Einlauf. Wenn Sie sich während des Entlastens bzw. Fastens zwischendurch unwohl fühlen oder Kopfschmerzen bekommen, macht Sie der Einlauf in kurzer Zeit wieder fit. Die Kur mit Entlasten bzw. Fasten und Kaffee-Einläufen können Sie bis zu sieben Tage durchführen.

Die Entgiftung unterstützen

Nach den sieben Tagen der Kur führen Sie die unterstützenden Maßnahmen insgesamt sechs Wochen lang weiter fort. Wenn Sie richtig motiviert sind, können Sie Ihr Ergebnis noch optimieren. Dazu schenken Sie sich während dieser sechs Wochen selbst einen Fastentag pro Woche, an dem Sie nur Tee und Gemüsebrühe trinken und ein bis zwei Kaffee-Einläufe machen. Sie wundern sich über meine Wortwahl? Ich habe mich bewusst so ausgedrückt. Denn auch wenn Sie sich anfänglich gerne um dieses vermeintliche Geschenk drücken würden – wenn Sie es einmal erfolgreich geschafft haben, diesen Fastentag einzulegen, werden Sie sich am Tag danach wunderbar fühlen. Und mit diesem Gefühl kommt ganz viel Freude in Ihnen auf, die Sie motiviert und beflügelt. Es lohnt sich für Sie – wirklich! Für mich hat sich der Freitag als Fasten- und Entlastungstag bewährt. Dann freue ich mich auf das genussvolle Wochenende. Sie werden merken, wie gut Sie sich an diesen Tagen ohne Essen fühlen. Es wird Ihnen deshalb in den sechs Wochen überhaupt nicht schwerfallen, diese sechs zusätzlichen Fastentage für Ihre Zell-Regeneration einzulegen.

Zeolith

Bei Ihrer Kur werden viele Altlasten und Giftstoffe in Ihrem Körper mobilisiert, die letztlich optimal ausgeschieden und nicht wieder in Ihren Kreislauf gelangen sollen. Ein wichtiges Hilfsmittel ist der Zeolith. Das ist ein Pulver, das aus ganz fein gemahlener Vulkanerde besteht. Es hat die besondere Eigenschaft, dass es durch seine spezielle Struktur in der Lage ist, Giftstoffe in sich aufzunehmen und so fest zu binden, sodass diese vom Darm nicht mehr rückresorbiert werden können.

Nehmen Sie dreimal täglich vor den Mahlzeiten 1 Messlöffel Zeolith-Pulver in etwas Flüssigkeit ein.

Basenpulver

Durch Ihre Entgiftung werden auch immer viele saure Stoffwechselschlacken mobilisiert, die insbesondere in den ersten beiden Wochen Ihren Körper durchfluten. Normalerweise reicht es aus, wenn Sie die basische Gemüsebrühe und den Kräutertee trinken. Manchmal ist die Säureflut aber so stark, dass Sie sich sehr unwohl fühlen und Kopfschmerzen bekommen. Dann können Sie zusätzlich zweimal täglich je 1 Teelöffel Basenpulver in einem großen Glas Wasser einnehmen.

Ein gutes Basenpulver enthält die Mineralstoffe Kalium, Magnesium und Kalzium als Zitrate. In dieser Form werden die Mineralstoffe sehr gut vom Körper aufgenommen und stehen zum Säureausgleich zur Verfügung. Weiterhin enthalten viele Basenpulver auch Bikarbonat. Weitere Zusatz- oder Füllstoffe sind nicht notwendig. Basenpulver sollten Sie nur kurzfristig anwenden, weil es auf Dauer den Magen durcheinanderbringt.

Trockenbürsten

Auch Ihre Haut hilft Ihnen dabei, Stoffwechselschlacken auszuscheiden. Bürsten Sie gleich morgens nach dem Aufstehen
Ihren ganzen Körper mit einer weichen Bürste. Wenn Sie keine
Körperbürste haben, nehmen Sie stattdessen einen trockenen
Waschlappen, mit dem Sie Ihre Haut abrubbeln. Anschließend
duschen Sie sich ab und pflegen danach Ihre Haut mit einem
wohlriechendem Hautöl oder einer Pflegelotion.

Damit regen Sie die Durchblutung Ihrer Haut an, gleichzeitig
aktivieren Sie die Lymphflüssigkeit, die dann die Schlackenstoffe
aus Ihrem Gewebe schneller und effektiver abtransportiert.

Basenbad

Am Nachmittag oder Abend gönnen Sie sich ein Basenbad. Die
preiswerte Variante bekommen Sie mit einem Beutel Kaisernatron, dessen Inhalt Sie in einem Vollbad auflösen. Oder Sie
investieren in ein basisches Badesalz, das Sie nach Anleitung
dosieren. Sie sollten mindestens 20 Minuten im Wasser bleiben
und dabei immer wieder mit einem Waschlappen Ihre Haut
leicht abreiben. Auf diese Weise löst sich der Säureschutzmantel,
und Ihr Körper kann nach dem Bad reichlich Säuren aus dem
Stoffwechsel über die Haut ausscheiden, indem er den Schutz-
mantel regeneriert. Cremen Sie sich nach dem Bad nicht ein –
dann ist die Entsäuerung wirkungsvoller.

Goldrute oder Birke für die Niere

Regen Sie die Ausscheidungskapazität Ihrer Nieren an. Dazu
sind die Blüten der Goldrute ausgezeichnet geeignet, im Spätsommer blüht diese Pflanze fast überall. Sie benötigen nur einen
oder zwei kleine Zweige von der Blüte, die Sie mit 250 Milliliter
kochendem Wasser übergießen und 15 Minuten ziehen lassen.

Der Tee sieht dann goldgelb aus. Sie können die Blüten auch trocknen, dann haben Sie jederzeit die Möglichkeit, sich einen Goldrutentee zuzubereiten. Ist Ihnen das zu unpraktisch, so können Sie den Extrakt der Goldrute auch als Goldrute-Tropfen kaufen und dreimal täglich 20 Tropfen einnehmen.

Machen Sie diese Kur im Frühjahr, so eignen sich auch die jungen Blätter der Birke ganz hervorragend zum Durchspülen Ihrer Nieren. Nehmen Sie sechs frische Blätter auf 250 Milliliter kochendes Wasser und lassen auch diese Mischung 15 Minuten ziehen.

Natürlich können Sie auch einen fertigen Nierentee aus dem Reformhaus oder der Apotheke verwenden.

Mariendistel für die Leber

Mit der Mariendistel können Sie Ihre Leber sehr effektiv unterstützen. Sie enthält den Wirkstoff Silymarin, der die Leberzellen vor erneuten Schäden schützt und den Zellen dabei hilft, ihre zahlreichen Aufgaben zu erfüllen. Gleichzeitig ist er ein hochaktives Antioxidans und unterstützt die Entgiftung. Die Mariendistel-Früchte werden im Mörser zerstampft oder fein gemahlen und über Nacht in etwas Wasser eingeweicht. Davon nehmen Sie zweimal täglich 1 Esslöffel ein, zum Beispiel morgens in Ihrem Frühstück und abends auf einem Stückchen Brot mit etwas Olivenöl und Salz. Vielleicht haben Sie eine kleine elektrische Kaffeemühle? Darin können Sie die Früchte sehr fein mahlen und nach Bedarf verwenden. Die Mariendistel-Früchte bekommen Sie in der Apotheke.

Bevorzugen Sie auch hier die bequeme Variante? Es gibt auch Mariendistel-Extrakt als Pulver oder Mariendistel-Complex als Kapsel zu kaufen.

Übernehmen Sie Verantwortung

Übernehmen Sie die Verantwortung für Ihre Gesundheit, für Ihre Regeneration, für Ihren Weg zurück in die Kraft. Wenn Sie so weitermachen, wie Sie es bisher gewohnt sind, wenn Sie weiterhin Ihren Körper schädlichen Substanzen aussetzen und an Ihren liebgewordenen alltäglichen Gelüsten festhalten, dann werden Sie nichts an Ihrem Energieniveau verbessern. Wenn Sie wirklich eine Änderung Ihres Zustandes erleben wollen, dann kommen Sie nicht daran vorbei, Ihren alten Weg zu verlassen. Lassen Sie sich auf einen neuen Weg ein, auf einen neuen Umgang mit Ihrem Körper, auf eine liebevolle Fürsorglichkeit, die Sie sich selbst schenken. Niemand anderes kann das für Sie tun. Es liegt allein in Ihrer Hand, einen neuen Weg in Ihre Regeneration zu gehen.

Gedankenmedizin für Schritt vier

Ihre Entgiftung beginnt schon beim Einkaufen, bei der Zubereitung Ihres Essens. Sie setzt sich fort beim konsequenten Kauen und Verdauen. Den unglaublichen Kaffee-Einlauf wird Ihre Leber lieben – und Ihre Haut freut sich schon auf Ihre ganz besondere Zuwendung.

Stellen Sie sich vor, wie sich alle Zellen Ihres Körpers reinigen, wie sie sich von Giften entlasten, wie sie durchgespült werden. Stellen Sie sich vor, wie die lebensspendenden Bausteine aus Ihrer Nahrung von Ihren Körperzellen aufgesaugt werden und Ihnen einen spürbaren Energieschub ermöglichen. Werden Sie sich darüber klar, dass all Ihre Körperzellen Ihre allerbesten Freunde sind. Jede Ihrer Zellen ist darauf bedacht, optimale Leistung zu erbringen. Und je besser Sie sich selbst dabei unterstützen, umso effektiver wird die Leistung, die Ihre Zellen für Sie erbringen. Entgiftung ist für gut versorgte Zellen dann ein vollkommen normaler und gut funktionierender Prozess.

Vier Werkzeuge für Ihre Regeneration

Jetzt kennen Sie vier wichtige Werkzeuge, die Ihnen auf Ihrem Weg in die Regeneration nützlich sein können. Es sind sehr einfache, absolut effektive und wirkungsvolle Werkzeuge. Nutzen Sie jedes einzelne, lassen Sie keines aus. Seien Sie konsequent. Dann ebnet sich Ihr Weg zurück in Ihr Wohlbefinden und Ihre Leistungsfähigkeit.

Malen Sie sich aus, wie es sich anfühlt, wenn Sie in den nächsten Wochen die Umstellung Ihrer Einkaufs- und Ernährungsgewohnheiten erfolgreich durchgezogen haben, wenn Sie Ihren Darm entlastet und Ihren Körper entgiftet haben. Wie fühlt es sich an, wenn Sie einige Kilos verloren haben? Wie fühlt es sich an, wenn die Gelenke nicht mehr so schmerzen? Wie fühlt es sich an, wenn der Bauch nicht mehr zwickt? Wie fühlt es sich an, wenn die nächtlichen Schwitzattacken vorbei sind? Wie fühlt es sich an, wenn Sie plötzlich keinen Mittagsschlaf mehr benötigen? Wie fühlt es sich an, wenn Sie morgens kraftvoll den Tag beginnen? Versuchen Sie, jeden Morgen, wenn Sie aufwachen, jede Verbesserung Ihres Zustandes wahrzunehmen. Konzentrieren Sie sich auf Ihren Fortschritt und kultivieren Sie Ihren Glauben an Ihre persönliche Kraft, an Ihre eigene Fähigkeit, an Ihre körperliche Regeneration. Kultivieren Sie Ihren Glauben daran, dass Sie in der Lage sind, Ihr Ziel zu erreichen.

Bewegung

Ihre Mitochondrien sind die Quelle Ihrer Energie, Ihrer Leistungsfähigkeit, Ihrer Gesundheit. Sie liefern den Brennstoff für die Funktion jeder Ihrer Zellen. Je mehr gut funktionierende Mitochondrien Ihnen zur Verfügung stehen, umso mehr ATP steht für Ihren Zellstoffwechsel bereit. Und je mehr ATP vorhanden ist, umso wirkungsvoller wird die Regeneration Ihrer Zellen sein.

Ihre Mitochondrien lieben Bewegung

Mitochondrien können sich vermehren. Den Schlüssel dafür haben Sie ganz persönlich in Ihrer Hand. Sie allein entscheiden darüber, ob Sie ein paar mehr Mitochondrien in Ihren Zellen entstehen lassen – oder auch nicht. Es mag ungewohnt und seltsam klingen, aber es ist wahr. Sie können dafür sorgen, dass Ihnen deutlich mehr Mitochondrien und damit effektiv mehr Energie zur Verfügung stehen.

Leider ist dieser besondere Energie-Kick nicht von Ihrem Sessel aus zu erreichen. Nicht die besten Nahrungsmittel bringen Sie dorthin. Auch die feinsten Mineralstoffe, die effektvollste Entgiftung oder die perfekt funktionierende Darmschleimhautbarriere können Ihnen da nicht helfen – geschweige denn irgendwelche vielversprechend angepriesenen Tropfen oder Pillen. Nein, mehr Mitochondrien kriegen Sie nicht auf die bequeme Art.

Ihre kleinen Freunde lieben es, wenn Sie sich bewegen. Sie lieben es, wenn Ihr Blut kräftig durch die Adern strömt, wenn Ihr Puls etwas beschleunigt ist, wenn Sie reichlich frische Luft in Ihre Lungen bekommen. Dann sind Ihre Mitochondrien glücklich, denn sie werden besser und schneller versorgt. Und dann sind sie auch bereit, sich zu vermehren. Ist das nicht faszinierend? Sie haben Einfluss auf die Reproduktionsbereitschaft Ihrer ganz speziellen Freunde. Genauso wie Sie dafür verantwortlich sind, wenn Ihre kleinen Kraftwerke schlaff und müde in der Ecke hängen und keine Leistung erbringen. Wahrscheinlich gefällt es Ihnen nicht, dies von mir zu hören, aber ich kann Ihnen diese Information einfach nicht ersparen, wenn Sie wirklich alle existierenden Register ziehen wollen, um in Ihre Kraft zurückzukehren.

Das kann außer Ihnen selbst niemand tun. Es bleibt Ihnen wirklich nichts anderes übrig: Wenn Sie mehr Mitochondrien und mehr Energie haben wollen, dann müssen Sie sich erheben. Sie müssen die Sporthose und die Turnschuhe anziehen, Sie müssen sich aufraffen und in Bewegung kommen. Denn nur über die Bewegung Ihrer Muskeln, Ihrer Gelenke, über die Beschleunigung Ihres Herzschlages und Ihrer Atemfrequenz, durch den Schweißaustritt aus Ihren Poren haben Sie die Chance, dieses besondere Ziel zu erreichen.

Wie viel wollen Sie erreichen?

Vielleicht wollen Sie sich ja schon mit den Erfolgen zufriedengeben, die Sie durch die Anwendung der bereits beschriebenen Schritte spüren. Vielleicht fühlen Sie sich jetzt ja schon viel wohler in Ihrem Körper, vielleicht haben sich Ihre Zipperlein und Ihre Müdigkeit schon so weitgehend verzogen, dass Sie damit zufrieden sind. Dann müssen Sie diesen letzten Schritt nicht unbedingt gehen. Sie sind der Chef. Sie bestimmen die Dosis, mit der Sie Ihre Regeneration, Ihre Rückkehr in die Kraft voranbringen. Und Sie bestimmen, über welche Leistungsfähigkeit Sie verfügen.

Aber wenn Sie Ihr Ziel noch nicht erreicht haben, wenn Sie noch mehr Kraft und Wohlbefinden, noch mehr Ausdauer, noch mehr Leistungsfähigkeit und Gesundheit erfahren wollen, dann folgen Sie mir und gehen diesen nächsten Schritt in Ihre optimale Kraft.

Welche Art von Bewegung?

Sie haben sich dafür entschieden, sich mehr zu bewegen, um Ihre Mitochondrien zu aktivieren. Nun stellt sich die Frage, welche Art von Bewegung Ihnen am besten liegt. Was können Sie in Ihren Alltag gut einbauen, was macht Ihnen Spaß? Gehen Sie gerne walken, joggen, oder fahren Sie gerne Rad? Oder gehen Sie lieber schwimmen oder zum Power-Yoga? Haben Sie Spaß an Tennis oder Badminton? Vielleicht haben Sie ja eine Leidenschaft für Bewegung mit Musik, wie zum Beispiel beim Zumba, Aerobic oder Salsa.

Wollen oder können Sie das Haus nicht verlassen? Dann schauen Sie mal bei YouTube nach. Es gibt eine riesige Auswahl an Videos zum Bauch-Beine-Po-Training oder Kickboxen und viele andere Workouts, nach denen Sie jederzeit zu Hause oder im Hotel trainieren können.

Sie finden, das alles klingt viel zu anstrengend? Dann beginnen Sie mit einem Spaziergang. Beginnen Sie so langsam, wie es sich für Sie richtig anfühlt. Hauptsache ist, dass Sie aus dem Sessel aufstehen und in Bewegung kommen.

Regelmäßigkeit ist wichtig

Bei Ihrer Entscheidung sollten Sie bedenken, dass Sie die Art der Bewegung in Ihren Alltag integrieren können. Es sollte möglich sein, dass Sie drei- bis viermal pro Woche für 30 bis 60 Minuten trainieren. Denn es ist nicht die sporadische Bewegung, sondern die Regelmäßigkeit des Trainings, die Sie zum Erfolg führen werden.

Weil es einfach absolut wichtig ist, wiederhole ich das noch einmal: »Regelmäßig« ist das Zauberwort. So wie Sie ganz selbstverständlich regelmäßig essen und schlafen, so sollte Ihre körperliche Bewegung zu einer regelmäßigen Selbstverständlichkeit werden.

Bringen Sie Ihr Blut in Wallung

Es spielt keine Rolle, für welche Art der Bewegung Sie sich entscheiden. Damit sich in Ihren Zellen eine Wandlung vollziehen kann, müssen Sie Ihr Blut in Wallung bringen. Sie müssen Ihren Puls spüren, Sie sollten deutlich intensiver atmen, und mindestens ein paar Schweißtröpfchen sollten von Ihrer Stirn kullern. Die Frequenz Ihres Herzschlages sollte sich so erhöhen, dass Sie das selbst richtig spüren können.

Es gibt die Empfehlung, dass die Herzfrequenz im Training 180 minus Lebensalter sein sollte. Diese Faustregel passt nicht für jeden und kann, wenn Sie noch relativ jung sind, ganz leicht zur Überanstrengung führen. Wenn Sie untrainiert sind, sollten Sie Ihren Puls auf maximal 130 Schläge pro Minute bringen. Ein guter Gradmesser ist, dass Sie während Ihres Trainings noch in der Lage sein sollten zu sprechen. Mindestens zwölf Wörter pro Minute sollten Sie locker schaffen. Wenn Ihnen das Sprechen zu viel Kraft raubt und Sie mehr Sauerstoff benötigen, dann schalten Sie einen Gang runter und lassen es etwas langsamer angehen.

Übertreiben Sie es nicht

Das Ziel Ihres Trainings ist die Vermehrung Ihrer Mitochondrien, und das erreichen Sie mit einem konsequenten, aber moderaten Ausdauertraining. Wenn Sie sich zu sehr anstrengen, wenn Sie beim Training nicht mehr sprechen können und Sie sogar ein Brennen im Hals spüren, dann kostet Sie dieses Training Kraft, und Sie werden ein bis zwei Tage brauchen, um sich zu regenerieren. Diese Art des Trainings würde als Krafttraining, aber nicht als moderates Ausdauertraining taugen. Und hier geht es nicht um die Vermehrung Ihrer Muskelkraft, sondern um die Vermehrung Ihrer Mitochondrien. Die führt dann automatisch dazu, dass Sie deutlich leistungsfähiger werden – nicht nur, was das Training betrifft.

Nach Ihrem Training sollten Sie sich innerhalb von fünf Minuten total erholt haben und das Gefühl haben, Sie könnten Bäume ausreißen. Sind Sie jedoch total erschöpft und brauchen eine Stunde, um wieder auf die Füße zu kommen, dann haben Sie es eindeutig übertrieben und sind Ihrem Ziel der Vermehrung Ihrer Mitochondrien bzw. Ihrer Energie keinen Schritt nähergekommen. Im Gegenteil: Durch die Überanstrengung wurden vermehrt freie Radikale produziert, die entgiftet werden mussten, was den Stoffwechsel zusätzlich belastet. Das gilt es unbedingt zu verhindern.

So wirkt das Training auf Ihren Körper

Wenn Sie regelmäßig trainieren, können Sie sich bereits nach sechs Wochen über einige positive Veränderungen freuen: Es werden vermehrt neue Mitochondrien produziert, und die Energieausbeute Ihrer Zellen wird gesteigert. Ihr Herz und Ihre Lunge werden deutlich leistungsfähiger. Die Venen Ihrer Unterschenkel werden entlastet, und der Lymphabfluss aus den Beinen wird beschleunigt. Die Blutfette werden schneller verstoffwechselt, was sich positiv auf Ihre Cholesterinwerte, HDL-, LDL- und Triglycerid-Werte auswirkt. Die Fließeigenschaften Ihres Blutes werden verbessert, was bedeutet, dass all Ihre Körperteile schneller und bis in die feinsten Blutgefäße versorgt werden. Kalte Hände und Füße gehören der Vergangenheit an. Und es wird Sie auch kein Schwindel nach dem Aufstehen mehr aus dem Gleichgewicht bringen. Ebenso profitiert Ihre Leber von Ihrem Training. Sie dankt es Ihnen mit einer Steigerung ihres Stoffwechsels und dadurch mit einer verbesserten Entgiftungsfunktion. Ihr Immunsystem wird gestärkt, ebenso wie Ihre Psyche. Regelmäßiges Training hat einen nachhaltig antidepressiven Effekt. Das kommt von den Endorphinen, die durch den gesteigerten Stoffwechsel in Ihrem Gehirn frei werden und Ihre Stimmung heben.

Fangen Sie einfach an

Die Liste an guten Gründen, die für Ihre Entscheidung zum regelmäßigen und moderaten Ausdauertraining sprechen, ist also ganz schön lang. Deshalb zögern Sie nicht. Raffen Sie sich auf – auch wenn Ihre Erschöpfung Sie lieber auf dem Sofa halten möchte. Gehen Sie es langsam an. Und wenn es zunächst nur

10 Minuten sind, die Sie sich vornehmen. Erlauben Sie sich, in Ihren Rhythmus zu kommen und Ihr Tempo zu finden, so wie es Ihnen guttut. Verbissenheit ist fehl am Platz. Freude sollen Sie haben!

Um in diese Freude zu gelangen, kann es sein, dass Sie sich erst einmal für ein paar Tage wirklich überwinden müssen. Aber Sie können darauf vertrauen, dass es nicht lange dauert, bis Sie sich nach Ihrem Training erfrischt, hellwach und freudvoll entspannt fühlen. Da geht kein Weg dran vorbei – dieser Erfolg stellt sich unweigerlich ein.

Gedankenmedizin für Schritt fünf

Heute denke ich überhaupt nicht darüber nach, ob ich Lust zum Training habe. Ich tue es einfach! Ich schenke mir selbst diese Zeit, denn ich erwarte voller Vertrauen, dass ich mich danach einfach fantastisch fühle. Ich weiß, dass sich mein ganzer Körper regeneriert, wenn mein Herz richtig klopft und mein Blut durch alle Adern strömt, wenn ich richtig tief atme. Heute ist mein perfekter Tag, denn ich schenke mir selbst diese Zeit der Regeneration.

Schritt fünf – kommen Sie in Bewegung

Suchen Sie sich die Art der Bewegung, die Ihnen Spaß macht, und die Sie drei- bis viermal pro Woche für 30 bis 60 Minuten durchführen können. Trainieren Sie also jeden zweiten Tag, wenn Sie ausreichend Zeit finden, gerne auch jeden Tag. 30 Minuten sollten Sie sich mindestens für Ihr Training nehmen, denn erst dann sind Veränderungen in Ihrem Stoffwechsel möglich.

Starten Sie **vor** dem Essen, optimalerweise vor dem Frühstück. Wenn das für Sie überhaupt nicht passt, geht es natürlich auch zu jeder anderen Tageszeit.

Gehen Sie es langsam an. Beginnen Sie mit ein paar Dehnübungen für Ihre Arme, Beine und den Rücken.

Üben Sie danach so, dass Sie Ihren Puls deutlich spüren können, aber gehen Sie nicht an Ihre Leistungsgrenze. Sie sollten während Ihres Trainings locker zwölf Worte pro Minute sprechen können, ohne außer Atem zu kommen. Sie können aber durchaus leicht ins Schwitzen kommen.

Haben Sie eine Pulsuhr? Dann kontrollieren Sie Ihren Puls während des Trainings, er sollte 130 Schläge pro Minute nicht überschreiten. Oder Sie kontrollieren Ihren Puls, indem Sie nach 10 bis 15 Minuten Training kurz stehenbleiben und ihn am Handgelenk messen.

Nehmen Sie sich unbedingt eine Flasche Mineralwasser mit. Trinken Sie 0,5 bis 1 Liter.

Mindestens 30 Minuten sollten Sie trainieren, um den erwünschten Effekt zu erzielen. Das Ergebnis wird nicht allzu lange auf sich warten lassen.

Trainieren Sie regelmäßig! Bauen Sie das Training in Ihren Alltag ein, damit es nach einiger Zeit selbstverständlich wird.

Spazierengehen

Wenn Sie sich höchstens für einen Spaziergang aufraffen können, dann ist diese leichte Art der Belastung eben die für Sie genau passende. Sie können die Intensität selbst bestimmen, indem sie Ihre Spazierrunde auswählen. Ob Sie langsam oder schneller gehen, etwas kürzer oder länger, in der Ebene oder bergan. Den Spaziergang sollten Sie sich täglich vornehmen. Am besten zu einer ausgewählten Zeit. Vereinbaren Sie einen festen Termin mit sich selbst, den Sie einhalten. Regelmäßig einhalten! Egal wie das Wetter draußen ist – gehen Sie los und sorgen Sie mindestens für eine spürbare Pulsbeschleunigung. Sie werden in kurzer Zeit Ihre Gehstrecke verlängern, beschleunigen oder erschweren können. Denn auch mit Spazierengehen können Sie Ihre Kraft und Ihre Ausdauer steigern.

Die Wirksamkeit Ihrer Gedanken

Haben Sie es angepackt? Haben Sie Ihre Ernährung verändert? Haben Sie Ihren Bauch von den Altlasten befreit? Haben Sie Ihrer Leber, Ihren Nieren und Ihrer Haut bei der Ausscheidung der Giftstoffe geholfen? Spüren Sie schon eine Erleichterung? Spüren Sie, wie Ihre Kraft langsam wiederkehrt? Dann sind Sie auf einem richtig guten Weg. Bleiben Sie dabei! Bleiben Sie konsequent, wenn Ihnen diese Art, mit Ihrem Körper umzugehen, wirklich guttut. Denn auf diese Weise sind Sie in der Lage, Ihren Körper zu regenerieren und ihn tauglich zu machen für den Weg, den Sie noch mit ihm gehen werden.

Die körperliche Regeneration ist eine ganz wichtige Voraussetzung und bringt Sie schon ein gutes Stück voran. Doch es gibt noch ein paar andere Dinge, die Sie berücksichtigen sollten, wenn Sie sich in Ihrem Körper in jeder Hinsicht wirklich wohl fühlen wollen. Es gibt noch mehr, was Sie auf Ihrem Weg von der Erschöpfung in die Kraft weiterbringen wird. Und zwar die Art und Weise, wie Sie Ihren Alltag gedanklich begleiten, wie Sie in Ihrem Kopf mit Ihren alltäglichen Belastungen umgehen.

Sie haben Macht über Ihre Gedanken

Die Gedankenmedizin, die Sie bisher von mir bekommen haben, dient Ihrer körperlichen Heilung, dient Ihrem Umgang mit Ihrer Gesundheit, betrifft Ihre Konsequenz und Ihr Vertrauen in Ihre eigenen Fähigkeiten, den vorgeschlagenen Weg in Ihre Regeneration zu gehen.

Nun bekommen Sie noch eine andere Sorte Gedankenmedizin. Eine Medizin, die Ihnen eine Richtung weist für den Umgang mit Ihrem Alltag. Denn dort lauern immer wieder neue Herausforderungen, die Sie blitzschnell aus Ihrem Gleichgewicht bringen können. Herausforderungen, die Sie – ehe Sie sich's versehen – tief in den Stresscocktail eintauchen lassen. In diesem Modus ist auf der Stelle Ihre Regenerationsfähigkeit beeinträchtigt, und Sie verlieren erneut die Energie, die Sie ja zurückerobern wollen.

Ein mieses Gefühl

Wie zufrieden sind Sie mit Ihrem Leben? Wie zufrieden sind Sie mit Ihrem Arbeitsplatz, mit Ihrer Beziehung, mit Ihren Kindern, mit Ihrer finanziellen Situation? Kennen Sie das Gefühl, dass Sie das, was Sie gerade haben, einfach nicht wollen?

Vielleicht müssen Sie an Ihrem Arbeitsplatz Tätigkeiten verrichten, die Ihnen nicht gefallen oder die Sie überfordern. Auch wenn Sie gut bezahlt werden, sind Sie irgendwie damit unzufrieden. Ein Jobwechsel ist keine Option, Sie haben momentan keine Möglichkeit, Ihren Unterhalt auf andere Weise zu erlangen. Und jeden Tag, wenn Sie zur Arbeit gehen, empfinden Sie Unbehagen, Frust, Abwehr, Langeweile oder Angst.

Wenn Sie in einer solchen Situation feststecken und keinen Ausweg sehen, dann ist es kein Wunder, wenn Sie jeden Morgen aufs Neue in Ihrem Stresscocktail baden. Denn Ihr Gehirn kann gar nicht anders, als ganz automatisch die Botenstoffe für die Kampf-oder-Flucht-Reaktion freizusetzen, solange Sie unzufriedene und unglückliche Gedanken produzieren. Gedanken, die Ihnen signalisieren, »Ich mag das nicht, das ist nervig, anstrengend, unerfreulich …«. Diese Gedanken, die ständig in Ihnen aufsteigen, ohne dass es Ihnen bewusst ist, sind verantwortlich dafür, dass Sie in eine Art Dauerstress kommen. Jeder einzelne kleine Gedanke sorgt auf der Stelle dafür, dass eine Kaskade an körperlichen Stressoren losschießt und Sie mit einem erschöpfenden, auf Dauer krank machenden Hormoncocktail überflutet.

Ihr persönliches Wohlbefinden ist wichtig

Mein Ziel ist es, Ihnen einen Weg zu zeigen, wie Sie diesen Gedankenautomatismus überwinden können. Wie Sie lernen können, einen bewussten, neuen Umgang mit Ihren Gedanken einzuüben, um in ein friedlicheres, entspannteres und regenerierendes Fahrwasser zu gelangen.

Mein Ziel ist es, Ihnen bei der Erkenntnis zu helfen, dass nichts in dieser Welt wichtiger ist als Ihr ganz persönliches Wohlbefinden. Ja, genau das meine ich: Nichts ist wichtiger, als dass es Ihnen gut geht! Ihr Wohlbefinden ist die unabdingbare Voraussetzung dafür, dass Sie die Kraft finden, etwas in der Welt zu bewegen. Ob im Kleinen oder im Großen. Wenn Sie sich mies fühlen und schlapp sind, können Sie all die schönen Dinge nicht tun, die Ihnen und denen, die Ihnen wichtig sind, Freude, Glück und Erfolg bringen. Ohne Ihr ganz persönliches Wohlbefinden macht das Leben einfach keinen Spaß. Deshalb lege ich Ihnen ans Herz, Ihr persönliches Wohlbefinden absolut wertzuschätzen und zu pflegen.

»Wie interessant!«

Ein kleines, schnell wirksames Hilfsmittel hatte ich Ihnen schon im Kapitel »Der Glückscocktail« genannt. Es ist dieses kleine Zauberwort »wie interessant«, das Sie ganz schnell auf eine vollkommen andere Gefühlsebene bringt. Allein der Gedanke »wie interessant« bewirkt automatisch, dass Sie sich gleich ein bisschen weniger gestresst fühlen. Es lohnt sich immer wieder, dieses Zauberwort anzuwenden – wo immer Sie irgendetwas stört.

Neue Ideen durch neue Blickwinkel

Es gibt allerdings Situationen, in denen die Störfaktoren so massiv und tiefgreifend sind, dass das Zauberwort nichts ausrichten kann. Manchmal ist es einfach zu schwach. Was machen Sie, wenn Ihnen etwas richtig Schlimmes widerfährt, wenn Sie zum Beispiel massiv gemobbt werden, wenn jemand Sie böswillig verleumdet? Wenn Sie in einer Situation stecken, in der Ihr Arbeitsplatz, Ihr Einkommen, Ihr Ansehen, Ihre Beziehung massiv gefährdet sind? In einer solchen Situation schwimmen Sie Tag und Nacht im Stresscocktail. Was können Sie tun? Wie kommen Sie aus dieser Zwickmühle heraus?

Ich möchte Ihnen einen Weg weisen. Dazu gibt es ein wunderschönes Bild, das ich vom Dalai-Lama gelernt habe: »Wir müssen jede Situation und jedes Problem von vorn und von hinten betrachten, von den Seiten und von oben und unten, also mindestens aus sechs verschiedenen Blickwinkeln. Nur so erhalten wir ein vollständiges Bild der Realität.«[32]

Sechs Blickwinkel sind eine ganze Menge. Sie sind es gewohnt, Ihre Realität aus Ihrem ganz persönlichen Blickwinkel wahrzunehmen. Ihr Gehirn beliefert Sie mit den immer wieder gleichen Ideen, mit den immer wieder gleichen Lösungsansätzen, mit den immer wieder gleichen Sorgen. Deshalb kommen Sie normalerweise gar nicht auf die Idee, etwas anderes zu denken. Aber wenn Sie etwas anderes denken würden, dann könnten sich auch ganz andere Lösungen für Sie und die Situation auftun. Versuchen Sie es einfach. Sie haben nichts zu verlieren. Sehen Sie es als Gedankenspiel an, als eine Art Fantasiereise. Ich will Ihnen an zwei Beispielen einmal zeigen, wie das gehen kann.

Umgang mit Mobbing oder Rufmord

Als erstes Beispiel wähle ich das Problem Mobbing bzw. Rufmord. Sie sind ein unbescholtener, rechtschaffener Mensch, der zuverlässig seine Arbeit macht. Da kommt jemand daher und erzählt die schlimmsten Dinge über Sie. Das geht so weit, dass Ihr Arbeitgeber darauf aufmerksam wird und sich von Ihnen trennen will, weil ein Arbeitnehmer mit einem solchen Ruf für die Firma untragbar ist. Das ist eine wirklich üble Situation, die jeden Menschen zunächst vollkommen aus dem Gleichgewicht bringt.

Sechs Blickwinkel

Der 1. Blickwinkel, der sich automatisch einstellt, ist: »Das ist ja entsetzlich, meine ganze Lebensplanung geht jetzt den Bach runter, ich bin ruiniert.«

Der 2. Blickwinkel könnte sein: »Wie interessant, da habe ich es ja mit einem sehr machtvollen Gegner zu tun, ich habe den tatsächlich unterschätzt.«

Der 3. Blickwinkel könnte sein: »Eigentlich träume ich schon lange davon, etwas vollkommen anderes zu tun als das, was ich bisher gearbeitet habe.«

Der 4. Blickwinkel könnte sein: »Ich kenne meine Qualitäten sehr genau. Ich weiß, wie wertvoll meine Leistung für meinen Arbeitgeber ist.«

Der. 5. Blickwinkel könnte sein: »Was sind die Beweggründe meines Gegners? Welche Angst und welcher Kummer könnten ihn dazu treiben, mich fertigzumachen?«

Der 6. Blickwinkel könnte sein: … (was immer Ihnen jetzt dazu einfallen mag).

Neue Lösungsansätze

Wenn Sie sich die Mühe machen und von unterschiedlichen Standpunkten auf Ihr Problem schauen, dann bekommen Sie neue Ideen. Jede dieser Ideen bringt eine mögliche Lösung mit.

Wenn Sie sich die Lösung zum 1. Blickwinkel anschauen, so ist der Nervenzusammenbruch nicht mehr fern.

Die mögliche Lösung zum 2. Blickwinkel ist die sportliche Variante: Sie nehmen den Kampf auf und sind nicht bereit aufzugeben.

Die mögliche Lösung zum 3. Blickwinkel ist: Sie nutzen die Gelegenheit, um einen Traum, der tief in Ihnen brennt, zu leben, und orientieren sich vollkommen neu.

Die mögliche Lösung zum 4. Blickwinkel ist: Sie erinnern sich an Ihren Wert und können mit erhobenem Haupt ein selbstbewusstes Gespräch mit Ihrem Chef führen.

Die mögliche Lösung zum 5. Blickwinkel ist: Sie erkennen, dass Ihr Gegner selbst in Schwierigkeiten ist oder großen Sorgen hat, sodass er zu solch harten Mitteln greift. Vielleicht gibt es eine Lösung, die Ihren Feind zum Freund machen könnte?

Die mögliche Lösung zum 6. Blickwinkel: … Was fällt Ihnen dazu ein?

Mit jeder Betrachtungsweise öffnet sich eine neue Welt, es öffnen sich immer neue Möglichkeiten. Je nachdem, welche der Ideen, welche der möglichen Lösungen Sie weiterverfolgen, würden Sie jedes Mal eine vollkommen andere Realität erleben als mit Ihrer ursprünglichen ersten Betrachtungsweise. Diese würde Sie in kurzer Zeit ins Burn-out stürzen.

Überlastung

Zur Verdeutlichung gebe ich Ihnen noch ein zweites Beispiel: Sie haben ein Problem mit Ihrem Arbeitsplatz, welches Ihnen Kummer macht. Vielleicht haben Sie einen sehr wichtigen Posten, einen Platz, den nur Sie richtig ausfüllen können. Wenn Sie mal krank sind, ist niemand da, der Ihre Arbeit erledigen kann. Der Stapel auf Ihrem Schreibtisch ist einfach nur noch höher geworden, wenn Sie wieder gesund sind und zurück ins Büro kommen. Weil Sie Ihre Arbeit mögen und diese Arbeit für Ihren Arbeitgeber auch sehr wichtig ist, empfinden Sie einen massiven Druck, der auf Ihnen lastet. Sie arbeiten immer mehr, werden aber immer schlapper, finden kaum mehr Zeit zur Regeneration und landen schließlich in der Erschöpfung.

Neue Blickwinkel und Lösungsansätze

Der 1. Blickwinkel ist Ihre Realität: »Ich erlaube mir nicht zu fehlen. Was immer auch passiert – ich muss dort hingehen und optimale Leistung bringen, sonst läuft etwas schief, und mein Job ist es, das zu verhindern.« Für Sie ist es eine Selbstverständlichkeit, sich perfekt für Ihren Job einzusetzen. Ihre Leistung zuverlässig zu erbringen hat absolute Priorität. Sie sind bereit, sich bis in Ihre totale Erschöpfung aufzuopfern.

Sie könnten auch aus diesem 2. Blickwinkel auf Ihre Situation schauen: »Wenn ich mir jetzt eine Auszeit nehme und mich richtig erhole, dann kann ich wieder volle Leistung für meine Firma bringen. Ich erlaube mir jetzt eine Auszeit.« Wenn Sie diesen Standpunkt einnehmen, dann könnten Sie sich ganz getrost eine Pause gönnen. Sie könnten ohne schlechtes Gewissen nicht nur für sich selbst, sondern letztlich auch für Ihre Firma sorgen.

Der 3. Blickwinkel wirft ebenfalls ein neues Licht auf die Situation: »Ich bin ja eigentlich überhaupt nicht verantwortlich dafür, dass ich ganz allein auf weiter Flur diesen verantwortungsvollen Job erledige. Ich habe schon oft auf dieses Problem hingewiesen, und kein Verantwortlicher hat sich um eine Lösung gekümmert.« Von diesem Standpunkt aus geben Sie die Verantwortung an Ihren Chef ab. So schaffen Sie für sich einen neuen Freiraum und geben eine große Last ab, die Sie sich selbst aufgeladen haben.

Oder Sie fühlen mal in diesen 4. Blickwinkel hinein: »Möglicherweise geschieht durch mein Fehlen genau die Katastrophe, die ich immer abzuwenden versuchte. Das aber könnte zu einer unvorhersehbaren Wendung in der Firma führen, die ihr ganz neue Möglichkeiten eröffnet.« Mit dieser Idee geben Sie die Verantwortung nicht nur zurück an Ihre Firma, sondern öffnen sich dem Fluss des Lebens, den Sie sowieso auch mit dem größten körperlichen Einsatz nicht aufhalten können.

Und hier kommt ein wohltuender 5. Blickwinkel: »Ich gebe der Erschöpfung nach und ruhe mich aus. Ohne schlechtes Gewissen erfülle ich meine Bedürfnisse. Ich erlaube mir, mich selbst und meine körperlichen Signale ernst zu nehmen und meinem Wohlbefinden den Vorrang zu geben.« Dieser Standpunkt mag vielleicht zu weit von Ihrem gewohnten Blickwinkel entfernt sein. Dennoch lohnt es sich, auch in diesen einmal richtig hineinzufühlen. Wie fühlt es sich in Ihrem Bauch an, wenn Sie sich erlauben, Ihr persönliches Empfinden wichtiger zu nehmen als die Belange Ihrer Firma? Sie schenken sich damit selbst die Aufmerksamkeit, die Ihnen sonst niemand gibt.

Wie sieht Ihr 6. Blickwinkel aus? Welche Gefühle können Sie dazu in Ihrem Bauch spüren?

Unabhängig davon, welchen Standpunkt Sie in Ihrer Fantasie einnehmen wollen – Sie würden mit jeder einzelnen Betrachtungsweise eine vollkommen andere Realität erleben als mit Ihrer ursprünglichen.

Ein wohliges Gefühl

Sehr bewusst habe ich nur positive Blickwinkel ausgewählt. Denn das Ziel dieser Übung ist es ja, Wohlbefinden in Ihnen zu erzeugen und die Produktion des Stresscocktails abzuschalten. Und das funktioniert nur mit Gedanken, die angenehme Gefühle in Ihnen auslösen. Sich mögliche Katastrophen auszumalen ist absolut kontraproduktiv.

Wenn Sie sich in Ihrem Gedankenspiel mehrere verschiedene Blickwinkel, die sich einigermaßen gut anfühlen, angeschaut haben, dann könnten Sie sich für eine oder auch mehrere neue Sichtweisen auf Ihre Situation entscheiden. Setzen Sie Ihre Fantasiereise fort. Ganz heimlich – niemand muss etwas davon erfahren. Spielen Sie in Gedanken durch, auf welchem Weg Sie für sich selbst eine wirklich angenehme Situation schaffen könnten. Sodass Sie sich entspannen und durchatmen können. Sodass ein wohliges Gefühl sie erfüllt. Es ist wie ein schöner Tagtraum, den Sie ganz gezielt steuern. Und mit diesem schönen Tagtraum ist in Ihnen ein neues Gefühl entstanden. Der

Glückscocktail ist in Ihrem Blut, in Ihren Muskeln, in Ihren Nerven, in Ihren Organen angekommen.

Regeneration ist angesagt. Und damit sind Sie Ihrem Ziel einen ganz großen Schritt nähergekommen. Sie haben jetzt gezielt in Ihre Gedankenwelt eingegriffen. Sie haben gezielt Gedanken ausgewählt, die Ihnen guttun. Sie haben den Schlüssel benutzt, der Ihnen das gedankliche Tor zu Ihrer Regeneration öffnet. So wie Sie sonst automatisch Katastrophen-Tagträumen nachgehen, die Sie in Angst und Schrecken versetzen, so haben Sie jetzt den Tagtraum gewählt, der Sie mit Glück und Freude erfüllt. Sie haben gewählt. Sie haben ganz gezielt die Gedanken ausgewählt und zugelassen, dass diese sich ausbreiten. Sodass sogar Ihr Hormonsystem darauf reagiert und Ihnen diese guten Gefühle beschert hat.

Merken Sie, worauf ich hinauswill? Ich will Ihnen damit zeigen, dass Sie der Herrscher über Ihre Gedanken und damit über Ihre Gefühle sind. Puh, das ist ganz schön heftig. Denn das bedeutet ja gleichsam, dass Sie die Schuld für Ihr mieses Gefühl niemand anderem mehr übertragen können.

Ein zuverlässiges Leitsystem

Achten Sie bei der Wahl Ihrer Gedanken auf Ihr Bauchgefühl – oder das Gefühl in Ihrer Brust. Sie tragen in sich ein unfehlbares Leitsystem, das Sie auf Ihrem Weg beständig begleitet und Ihnen immer – absolut immer – zuverlässig signalisiert, ob das, was Sie denken und tun, für Sie ganz persönlich das Beste ist. Dieses Leitsystem zeigt sich Ihnen in Form Ihres Gefühls, das Sie in Brust oder Bauch empfinden. Es ist unbestechlich. Es signalisiert Ihnen im Bruchteil einer Sekunde, ob der Blickwinkel, den Sie gerade einnehmen, für Sie förderlich ist oder nicht.

Ich bin mir absolut sicher, dass Sie sehr genau unterscheiden können, ob sich ein Gedanke für Sie eher leicht oder eher schwer anfühlt. Der Gedanke, dass Sie sich weiterhin für Ihre Firma aufopfern, löst in Ihnen vermutlich sofort Unbehagen aus. Der Gedanke, dass Sie sich eine Auszeit schenken, fühlt sich wahrscheinlich vollkommen anders an. Er löst mit Sicherheit, wenigstens ganz kurz, ein wohliges Gefühl aus. Ganz kurz deshalb, weil möglicherweise sofort ein neuer Gedanke aufkommt, der Sie erneut mit Stress erfüllt. Zum Beispiel: »Das kann ich nicht bringen. Das gibt Probleme. Die Kollegen werden schlecht von mir denken.« Und auch diesen neuen Gedanken, der Ihr mieses Gefühl wieder nährt, können Sie entschärfen, indem Sie zurückkehren zu anderen Blickwinkeln, die sich einfach besser anfühlen.

Die Gedanken der Sorge und Angst sind genauso ständige Begleiter wie Ihr Bauchgefühl. Wahrscheinlich sind Sie es gewohnt, diesen sorgenvollen Gedanken Raum zu geben und Ihr Bauchgefühl zu übergehen. Das liegt daran, dass Sie nie gelernt haben, dass Ihr Gefühl Ihr Leitsystem ist. Im Gegenteil: In unserer Gesellschaft ist es üblich, dieses zarte Gefühl schon früh zu vertreiben und zu unterdrücken. Kinder fühlen sehr genau, ob sich etwas gut oder schlecht anfühlt. Besonders genau wissen das die Babys. Die fühlen sofort und reagieren darauf. Aber dieses Gefühl wird den Kindern aberzogen, sie werden gezwungen, gegen ihr Gefühl zu handeln. Sie müssen alleine in ihrem Bett schlafen, obwohl sie sich im Kontakt mit den Eltern wohl fühlen, sie müssen den Salat essen, obwohl Ihr Geschmacksgefühl ihnen signalisiert, dass der ihnen nicht schmeckt. Verbunden wird dieses Lernen mit negativen Visionen. »Wenn du den Salat nicht isst, dann wirst du nicht groß und stark.« »Wenn du jetzt nicht lernst, dann wirst du später in deinem Leben Probleme haben.« Es gibt kaum eine Handlung, die nicht von einer negativen Vision begleitet wird. Angst und Sorge schwingen ständig mit. Auch die Nachrichten verbreiten ständig negative Informationen. Offenbar sind schöne und freudige Ereignisse es nicht wert, in die Welt hinausgesendet zu werden. Die Katastrophe ist es, die viele Menschen wie magisch anzieht.

In diesem Umfeld versinkt das körpereigene Signal in einem Sturm von sorgenvollen Gefühlen. Es wird ganz einfach übertönt. Es erreicht seinen Träger nicht. Aber es ist da. Es ist immer vorhanden. Und es ist absolut lohnenswert, sich mit diesem Leitsystem zu beschäftigen. Sich mit ihm vertraut zu machen, es zu kultivieren.

Die geistige Muckibude

Wenn Sie richtig gesund und leistungsfähig werden wollen, dann brauchen Sie auch für die Bewältigung Ihres Alltags Gedankenmedizin. Sie brauchen ein Training, das Ihnen hilft, aus dem sorgenvollen Gedankenkarussell herauszukommen. Ihre Gedankenmedizin besteht jetzt erneut darin, diejenigen Gedanken zu fördern, die in Ihnen ein wohliges Gefühl auslösen. Egal, wie schlimm sich Ihre Situation anfühlen mag. Sie werden immer in der Lage sein, eine Sichtweise zu finden, die sich wenigstens ein bisschen besser anfühlt als die bisherige. Auch wenn Sie vielleicht denken mögen, dass Sie sich dann ja selbst veräppeln. Nein, Sie veräppeln sich nicht! Sie sorgen für Ihren Glückscocktail und damit für den Cocktail, der Ihnen die Regeneration und Rückkehr in Ihre Kraft ermöglicht. Sie selbst, Sie ganz allein haben die Macht, Ihre Gedanken so zu kontrollieren, dass sich in Ihrem Leben eine grundlegende Wandlung vollziehen kann. Das kann niemand für Sie erledigen!

Sie meinen, Ihre Realität sei einfach unerfreulich und beklemmend und man könne diese miese Situation doch nicht einfach wegdenken? Mit dieser Sichtweise halten Sie an Ihrem Blickwinkel fest, der Sie stresst, der Ihre Energie verbraucht. Mit diesem Gedankenmuster sind Sie in diese Situation gekommen. Aber das Einzige, was wirklich zählt, das Einzige, worauf es wirklich ankommt, ist, dass es Ihnen gut geht, dass Sie sich wohl fühlen, dass Sie zumindest ein bisschen glücklicher sind. Und das erreichen Sie, wenn Sie Ihren Blickwinkel verändern. So lange, bis Sie eine Sichtweise gefunden haben, die in Ihnen das wohlige Gefühl auslöst. Dieses Gefühl, das Ihnen sagt: »Ja, das fühlt sich gut an, da geht es lang, da komme ich wieder in meine Kraft.«

Jeder sorgenvolle Gedanke, ob er nun mit Ihrer Arbeit, Ihrer Partnerschaft, Ihren Kindern oder Ihrer finanziellen Situation zu tun hat, schwächt Sie. Er löst in Ihnen den Stresscocktail aus, der letztlich Ihre Mitochondrien beeinträchtigt und Ihnen das Leben schwer macht, sie traurig und unzufrieden macht, sie erschöpft und krank macht. Es gibt keine Medizin aus der Apotheke, die dagegen hilft. Antidepressiva, die gerne in solchen Situationen verordnet werden, taugen lediglich dazu, Ihre klaren Gedanken zu benebeln. Diese Medikamente ändern nichts an Ihrer Situation, nichts an Ihren Gedanken. Sie machen Sie nur etwas stumpf in Ihrer Wahrnehmung – dann spüren sie Ihr Unbehagen einfach nicht mehr so genau.

Der Schlüssel zu Ihrem wahren und dauerhaften, immer wieder reproduzierbaren Wohlbefinden liegt in Ihrem Gedanken, den Sie frei wählen können. Deshalb empfehle ich Ihnen Gedankenmedizin. Probieren Sie es aus. Versuchen Sie durch gezielte Auswahl Ihres Gedankens ein angenehmes Gefühl in Ihnen auszulösen. Trainieren Sie sich selbst, dieses Gefühl möglichst lange aufrechtzuerhalten.

Das Gesetz über die Wirksamkeit Ihrer Gedanken

So wie die Gravitation als physikalisches Gesetz wirksam ist, so gibt es ein spirituelles Gesetz über die Wirksamkeit Ihrer Gedanken. Denn Sie sind mit dem Universum verbunden. Sie können sich das so vorstellen: Sie leben als Mensch auf diesem Planeten, stehen mit den Füßen auf dieser Erde und atmen die Luft, die Sie umgibt. Diese Luft ist ein Raum, der nicht greifbar, nicht sichtbar ist. Und doch passieren darin unvorstellbare Dinge. Irgendwie ist dieser Raum ein riesiges Transportmedium für viele unterschiedliche Energieformen. Dieser Raum transportiert Fernsehsendungen, Musik, Filme, Telefonate und vieles mehr. Es werden Schwingungen der verschiedensten Art und verschiedenster Herkunft zuverlässig auch über sehr weite Strecken transportiert. Dass wir heutzutage einen kleinen Empfänger, nämlich ein Smartphone, in der Hand halten können und darüber Zugang zu einer unvorstellbaren Menge an Informationen haben, die einfach so über den »Äther« bereitgestellt werden, nehmen wir längst als selbstverständlich hin. Auch wenn sich kaum jemand das so richtig vorstellen kann, wie das eigentlich funktioniert. Aber es funktioniert – diese Erfahrung haben wir längst gemacht. Wir wissen es – ohne es zu verstehen.

Alles ist mit allem verbunden

Jegliche Art von Schwingung wird durch die Luft transportiert. Vielleicht haben Sie es schon einmal erlebt, dass Sie jemanden auf der anderen Straßenseite anschauen, der mit dem Rücken zu Ihnen steht. Irgendwie spürt derjenige, dass er angeschaut wird, er dreht sich spontan um und schaut Ihnen ins Gesicht. Es ist eine Information von Ihnen zu ihm gelangt, ohne dass Sie das beabsichtigt haben. Allein Ihre zielgerichtete Aufmerksamkeit, Ihr Blick hat ausgereicht, um den anderen in irgendeiner Form zu berühren. Er hat Ihren Blick gefühlt und sich, ebenfalls ohne es bewusst zu steuern, automatisch zu Ihnen umgedreht. Oder Sie denken an eine Freundin. Kurz darauf klingelt das Telefon, und sie ruft Sie an. Solche Phänomene hat jeder schon erlebt und wundert sich darüber.

Das unsichtbare Energiefeld

Die Ureinwohner Hawaiis stellen sich die Luft oder den sie umgebenden Raum wie ein Netz mit ganz vielen feinen Fäden vor. Diese Fäden sind mit allem, was es in dieser Welt gibt, verbunden und verwoben. Sie stellen es sich so vor, dass zum Beispiel ein Faden von Ihnen zu dem Menschen auf der anderen Straßenseite existiert und Ihre Aufmerksamkeit in diesem Faden einen Impuls erzeugt, den der andere wahrnehmen kann. Ich finde dieses Bild sehr hilfreich, um sich dieses unsichtbare Energiefeld und seine Möglichkeiten vorstellen zu können.

Jeder Gedanke, jede Äußerung hat eine Auswirkung auf dieses Feld. Das ist das spirituelle Gesetz über die Wirksamkeit Ihrer Gedanken, genauer gesagt Ihres Glaubens. Der Glaube ist nichts anderes als ein Gedanke, den Sie nicht nur immer wieder denken, sondern dem Sie insbesondere auch Gefühl verleihen. Glaube ist etwas, das tief in Ihrem Herzen verankert ist. Der Gedanke, der mit einem Gefühl verbunden ist, ist die Energieform, die das Feld versteht. Das ist die Sprache, in der man mit dem Feld kommunizieren kann. Das ist der Impuls, der an den Fäden des großen Netzes ins Universum transportiert wird und dort eine Wirkung erzeugt. Dieses Gesetz ist schon lange bekannt. Es heißt »Dir geschieht nach deinem Glauben« (Matthäus 9. 27-29). Das bedeutet, dass sich genau das, was Sie mit starkem Gefühl kombiniert denken, das, was Sie wirklich glauben, in Ihrem Leben zeigen wird.

Sie wenden dieses Gesetz täglich an. Es geht gar nicht, dass Sie es nicht anwenden, und es funktioniert absolut zuverlässig. Sie sind sich dessen nur nicht bewusst. Wenn Sie zum Beispiel fest davon überzeugt sind, dass Sie an Ihrem Arbeitsplatz nicht fehlen können, wenn Sie glauben, dass Sie keine Gelegenheit haben, für Ihre Regeneration zu sorgen, wenn Sie darüber traurig und verzweifelt sind, dann wird genau diese Realität sich in Ihrem Leben zeigen. Und Ihre Realität ist dann, dass Sie sich vollkommen ausgelaugt seit Wochen jeden Tag zu Ihrem Arbeitsplatz schleppen und sich immer mieser und hilfloser fühlen. Solange Sie Ihren Standpunkt nicht wechseln, solange Sie keine neue Idee, verbunden mit einem neuen Gefühl produzieren, solange Sie nicht Ihren Glauben verändern, so lange wird sich in Ihrer Realität keine positive Veränderung ergeben.

Ihre Gedanken erschaffen Wirklichkeit

Wenn Sie diese uralte Sprache kultivieren und sehr bewusst mit ihr umgehen, dann werden genau die Wunder in Ihrem Leben erscheinen, die Sie aus tiefstem Herzen ins Netz hineingeschickt haben. Wenn Sie in der Sprache, die das Feld versteht, neue Gedanken denken und diesen Gedanken mit einem starken Gefühl Nachdruck verleihen, wenn Sie unbeirrbar diese Energie in sich kultivieren, dann wird sich wie von Zauberhand Ihr Leben wandeln.

Mir geht es darum, Ihnen zu zeigen, wie Sie es schaffen können, jeden Tag ein bisschen glücklicher, jeden Tag ein bisschen entspannter und zuversichtlicher, jeden Tag ein bisschen gesünder zu werden. Es soll Ihnen immer besser gehen. Deshalb brauchen Sie gute, liebevolle, wohltuende Gedanken. Jeglichen Gedanken an Unannehmlichkeiten, Schwierigkeiten oder Katastrophen sollten Sie verwerfen. Denn diese Art der Gedanken und Gefühle unterliegen demselben spirituellen Gesetz mit seiner unumgänglichen Anziehungskraft. Üben Sie sich darin, nur wohltuende Gedanken zuzulassen und diese mit dem angenehmsten Gefühl zu verbinden, das Ihnen möglich ist. Dann bewegt sich diese Energie, die von Ihrem Herzen ausgeht, auf den Fäden des Netzes irgendwohin in das Universum. Und was immer mit diesem Netz verbunden ist, sorgt dafür, dass das, was Sie aussenden, zu Ihnen zurückkehrt. So versetzen Sie sich selbst in die Lage, gute Erlebnisse in Ihr Leben zu holen.

»Dir geschieht nach Deinem Glauben« heißt, wenn Sie wirklich daran glauben, dass Ihr Leben immer angenehmer wird, dann wird es genau so geschehen.

Sie müssen nichts

Es gibt Lebensumstände, die einfach alles andere als angenehm oder erfreulich sind. Es gibt Dinge, von denen Sie glauben, Sie müssten sie tun, obwohl Sie das eigentlich überhaupt nicht wollen und sich innerlich dagegen wehren. Dieses Gefühl, etwas zu müssen, ist total lähmend und nervend. Es können Kleinigkeiten sein, wie zum Beispiel Wäsche bügeln zu müssen oder Geschirr spülen zu müssen oder jetzt noch die Mülltonne rausstellen zu müssen. Es können auch größere Dinge sein wie zum Beispiel die kranken Schwiegereltern pflegen zu müssen oder sich auf eine Prüfung vorbereiten zu müssen oder sich einer Zahnbehandlung unterziehen zu müssen.

Die Vorstellung, dass Sie etwas **müssen**, macht Sie zum Opfer. Dann haben Sie das Gefühl, zu etwas gezwungen zu werden, was Sie nicht wollen. Und dieses Gefühl erzeugt wieder den Stresscocktail mit allen inzwischen bekannten Folgen für Ihren Körper. Aus diesem Stress können Sie sich befreien. Und auch hier sind wieder Sie der Einzige, der das tun kann. Niemand anderes kann das für Sie tun.

Wie kommen Sie nun aus diesem Dilemma heraus? Indem Sie sich klarmachen, dass Sie alles, was Sie letztlich tun, wollen. Sie **wollen** das Geschirr abspülen. Sie könnten es auch stehen lassen. Aber dann nervt es sie, wenn es da so schmutzig herumsteht und weiter antrocknet. Deshalb wollen Sie es jetzt doch noch abspülen. Sie **wollen** die Zahnbehandlung durchführen lassen, weil Sie sich die Konsequenzen ersparen wollen, die Sie tragen müssten, wenn der kranke Zahn unbehandelt bleibt. Sie **wollen** die kranken Schwiegereltern pflegen, weil Sie sich sonst vollkommen miserabel fühlen würden, wenn Sie die alten Menschen ins Altersheim abschieben würden. Für alles, was Sie tun, haben Sie immer einen richtig guten Grund. Deshalb gibt es in Ihrem Leben fast nichts, was Sie wirklich tun müssen – das Allermeiste, was Sie tun, tun Sie, weil Sie es wollen.

Dieses Wissen hilft Ihnen, die vielen kleinen alltäglichen Stressoren unter einem ganz neuen Blickwinkel zu betrachten. Es hilft Ihnen, mit vielen, bisher als unangenehm empfundenen Lebenssituationen ganz neu umzugehen, mit einem neuen Bewusstsein. Mit dem Bewusstsein, dass Sie Herr der Situation sind, dass niemand da ist, der Sie zwingt. Und so können Sie bisher ungeliebte, aber notwendige Tätigkeiten mit dem angenehmen Gefühl erledigen, dass das, was Sie gerade tun, genau das ist, was Sie wollen. Und das ist ein richtig angenehmer Gedanke, der Ihnen sehr effektvoll ein Bad im Stresscocktail erspart.

Gedankenmedizin für Schritt sechs

Sie haben nichts zu verlieren – probieren Sie es aus! Ändern Sie ganz willkürlich Ihren Blickwinkel, denken Sie sich was aus, lassen Sie Ihrer Fantasie freien Lauf. Sie brauchen es ja niemandem zu erzählen. Sie können das ganz heimlich, nur für sich selbst, einfach einmal versuchen. Probieren Sie eine neue Herangehensweise an Ihre kleinen und großen Probleme aus.

Fangen Sie mit einem kleineren Problem an. Schreiben Sie einen Satz auf, der das Problem benennt. Und dann versuchen Sie, verschiedene Blickwinkel einzunehmen. Vielleicht schreiben Sie zu jedem Blickwinkel, der Ihnen einfällt, einen kurzen Satz auf. Wenn Sie sich genügend – bitte nur positive – Blickwinkel ausgedacht haben, dann fühlen Sie in Ihren Bauch, am besten in die Region, die sich im Bereich Ihres Brustbeins und der Magengrube befindet. Dieser Bereich ist besonders geeignet, weil Sie hier wie mit einer Steckdose mit dem großen Feld, mit dem Universum verbunden sind. Hier befindet sich der Stecker für Ihr Leitsystem. Hier kommen die Gefühle rein und werden ausgesendet.

Stellen Sie sich vor, wie es wäre, wenn Sie einen dieser Blickwinkel, die Sie sich überlegt haben, einnehmen würden. Stellen Sie sich vor, wie sich dieser Blickwinkel auf Ihre Situation auswirken würde. Achten Sie auf Ihr

Gefühl. Solange es noch klemmt, solange es noch zwickt, solange es sich nicht vollkommen weich, frei und angenehm anfühlt, so lange sollten Sie Ihren Blickwinkel verändern, bis es sich gelöst, angenehm anfühlt. Es ist wie ein Feintuning. Sie optimieren Ihre Gedanken und bekommen direkte Rückmeldung aus dem Feld, das Ihnen signalisiert, ob Sie auf dem richtigen Weg sind. Auf dem richtigen Weg in Ihre Freude, in Ihre Regeneration, in Ihre Gesundheit und Leistungsfähigkeit.

Schritt sechs – die Wirksamkeit Ihrer Gedanken

Nehmen Sie die Gedankenmedizin für Ihren Geist ein. Gehen Sie weiter auf dem Weg von der Erschöpfung in die Kraft. Nehmen Sie neue Blickwinkel ein und vertrauen Sie Ihrem Bauchgefühl. Ihre Gedanken erschaffen Wirklichkeit – dieses Gesetz ist wirksam, egal welche Gedanken Sie denken. Es erfüllt sich tagein, tagaus und spiegelt sich in Ihrer ganz persönlichen Situation.

Wenn Sie jetzt bereit sind, dieses Gesetz bewusst anzuwenden, es für Ihre positiven Zwecke zu benutzen, dann ist das so, wie ein Gärtner, der sich entschlossen hat, zum Beispiel eine Artischockenpflanze zu säen. Er trifft die Entscheidung für die Artischocke, bereitet den Boden vor, den diese Pflanze benötigt, sät den Artischockensamen und sorgt dafür, dass er ausreichend Platz, Wasser und Sonne bekommt. Und dann wartet er darauf, dass diese Pflanze Früchte trägt. Der Gärtner trägt nicht den geringsten Zweifel in sich, dass sich keine Artischockenpflanze entwickeln würde. Er hat ja einen Artischockensamen und keinen Sonnenblumensamen in die Erde gelegt. Da ist er sich absolut sicher. Es gibt also eine Zeit, die Pflanze auszuwählen, den Samen zu säen, eine Zeit der Pflege und eine Zeit der Ernte.

Genauso funktioniert das mit diesem spirituellen Gesetz. Ihr neuer, von Ihnen ausgewählte Gedanke, verbunden mit dem wundervollen Gefühl, wie es sich anfühlt, wenn der erdachte Zustand in Erfüllung gegangen ist, kombiniert mit dem tiefen Glauben an seine Erfüllung, entspricht dem Säen des Samenkorns. Pflegen Sie Ihren Gedanken, Ihren Glauben, indem Sie sich in Zuversicht üben. Sie brauchen hierfür keine Willenskraft, sondern die Bereitwilligkeit, an diesem Bild festzuhalten. Halten Sie Ihre Gedanken, Ihren Glauben, im Gleichgewicht. Und tun Sie das lange genug, um dem Gesetz die Wirksamkeit zu ermöglichen.

Konzentrieren Sie sich immer wieder auf Ihr schönes Gefühl, auf Ihr schönes Ergebnis. Pflegen Sie konsequent Ihren Tagtraum. Je mehr Sinneseindrücke Sie mit Ihrem kleinen Film verbinden, umso intensiver wird die Information, die Sie ins Netz schicken. Stellen Sie sich genau vor, was Sie in Ihrem Film hören, was Sie riechen, was Sie vielleicht schmecken, wie es sich auf Ihrer Haut anfühlt, wie es genau aussieht, wie Sie das Ergebnis mit glücklichen Augen und glücklichem Herzen betrachten. Es genügt, wenn Sie ab und zu daran denken, vielleicht vor dem Schlafengehen, oder einfach mal zwischendurch.

Und jedes Mal, wenn Sie daran denken, nehmen Sie sich den Augenblick Zeit, um dieses wohlige Gefühl in Ihrem Bauch wahrzunehmen. Denn dieses Gefühl erfüllt Sie mit Freude, es tut Ihnen gut, es fördert die Produktion Ihres Glückscocktails. Dieses Gefühl ist die Sprache, die das Feld versteht.

Ihr Weg in die Regeneration

Die sechs großen Schritte, die Ihnen den Weg in Ihre Regeneration und in Ihre Kraft bereiten, habe ich Ihnen gezeigt. Damit verbunden ist eine ganze Menge von kleinen, aber sehr wichtigen Informationen. Damit Sie sich all das, was Sie bisher gelesen haben, jederzeit noch einmal vergegenwärtigen können, finden Sie hier für jeden Schritt eine Checkliste mit den wichtigsten Informationen und Empfehlungen.

Checkliste für Ihre Gedankenmedizin

- Mixen Sie Ihren Glückscocktail. Das Gefäß ist Ihre Wahl, die Zutaten sind Ihre Gedanken, Ihre Worte und Ihre Taten.
- Durch die Konzentration auf angenehme, freundliche, liebevolle Gedanken können Sie Ihr Gehirn umprogrammieren und die alten negativen Verknüpfungen durch neue positive Verbindungen ersetzen.
- Nehmen Sie dreimal täglich Ihre Gedankenmedizin, am besten morgens, mittags und abends: Denken Sie an Ihr Ziel, stellen Sie sich vor, wie es sich anfühlt, wenn Sie es erreicht haben. Stecken Sie so viel an glücklichem Gefühl hinein, wie es Ihnen möglich ist.
- Üben Sie regelmäßig.

Checkliste für Ihre Ernährung

- Stoppen Sie Ihre Selbstvergiftung, indem Sie den Verzehr von tierischen Nahrungsmitteln drastisch einschränken.
- Streichen Sie alle Milchprodukte konsequent von Ihrem Speiseplan.
- Wenn Sie ab und zu Fleisch essen wollen, dann kaufen Sie nur noch Wild oder Biofleisch.
- Fische, die Sie essen wollen, sollten möglichst klein sein, zum Beispiel Hering, Sardine oder Forelle. Essen Sie keine Garnelen, keine Fische aus Asien und keine großen Raubfische wie zum Beispiel Thunfisch.
- Der größte Anteil Ihrer Nahrung sollte pflanzlichen Ursprungs sein.
- Lebendig sollte Ihre Nahrung sein – je frischer umso besser.
- Kaufen Sie die Gemüse- und Obstsorten, die der Jahreszeit entsprechend hier verfügbar sind.
- Bevorzugen Sie Bioqualität – am besten Demeter- oder Bioland-Qualität.
- Trinken Sie Wasser: 1,5 bis 2 Liter pro Tag.
- Trinken Sie täglich Kräutertee aus einheimischen Kräutern.
- Genießen Sie Ihren Kaffee – 1 bis 2 Tassen pro Tag – in Bioqualität, möglichst schwach geröstet.
- Auch beim Wein sollten Sie der Bioqualität den Vorzug geben.
- Frühstücken Sie ein Müsli aus frisch gekeimtem Buchweizen oder Hafer mit Obst oder Gemüse.
- Trinken Sie ein kleines Glas Orangensaft zu Ihren Mahlzeiten oder geben Sie Zitronensaft an die Salatsauce. Das enthaltene Vitamin C hilft bei der Resorption des pflanzlichen Eisens.

- Der Rohkostteller vor Ihrer Hauptmahlzeit sollte Ihnen zur Gewohnheit werden.
- Kombinieren Sie zur Hauptmahlzeit pflanzliche Proteine aus Hülsenfrüchten oder Tofu mit Gemüse und Reis, Buchweizen, Quinoa oder Amaranth.
- Eine Hand voll frischer Kräuter – idealerweise Wildkräuter – oder im Winter auch getrocknete Kräuter gehören auf jedes Ihrer Gerichte. Sie können Ihre Kräuterration auch zur Rohkost geben.
- Mindestens zwei Stunden vor dem Schlafengehen essen Sie nichts mehr.

Checkliste für Ihre Darmreinigung

Starten Sie mit einem Fastentag mit Tee und Gemüsebrühe
- Trinken Sie vor dem Schlafengehen ein großes Glas Wasser mit 1 Esslöffel Bittersalz.
- Haben Sie am Morgen des Folgetages noch nicht abgeführt, dann trinken Sie noch ein zweites Glas mit Bittersalz.
- Trinken Sie am Vormittag und am Nachmittag je 1 Liter Kräutertee oder heißes Wasser.
- Mittags gibt es basische Gemüsebrühe, so viel Sie mögen. Sie können diese auch über den Tag verteilt trinken.
- Spätestens drei Stunden vor dem Schlafengehen gibt es nichts mehr zu trinken, sonst ist der Nachtschlaf gestört.

Entschlacken mit Kartoffeln
- Nach dem ersten Fastentag gibt es für eine Woche Kartoffeln und Gemüse.

Oder Sie fasten noch ein paar Tage

- Dann geht es weiter mit Tee und Basenbrühe.
- Dieses Fasten-Programm können Sie bis zu sieben Tage lang durchführen. Dann bitte unbedingt die folgende »Checkliste für Ihre Entgiftung« berücksichtigen.

Checkliste für Ihre Entgiftung

- Machen Sie den Kaffee-Einlauf zwei- bis viermal täglich.
- Nehmen Sie Zeolith: dreimal täglich 1 Messlöffel Teelöffel in etwas Flüssigkeit eingerührt.
- Nehmen Sie Basenpulver: zweimal täglich 1 Teelöffel in einem großen Glas Wasser aufgelöst.
- Bürsten Sie jeden Morgen vor der Dusche den Körper komplett trocken ab, nach dem Duschen cremen Sie sich ein.
- Nehmen Sie zweimal pro Woche ein Basenbad mit einem Beutel Kaisernatron oder speziellem basischen Badesalz.
- Zur Unterstützung Ihrer Nieren trinken Sie vormittags 250 Milliliter Nierentee (Goldrute, Birke oder Nierentee aus der Apotheke), oder nehmen Sie alternativ dreimal täglich 20 Tropfen Goldrute-Tropfen ein.
- Zur Unterstützung Ihrer Leber mit Mariendistel essen Sie zweimal täglich je 1 Esslöffel fein gemahlene, eingeweichte Mariendistel-Früchte, am besten in Ihrem Müsli. Oder Sie nehmen zweimal täglich Mariendistel-Kapseln ein.
- Wenn Sie eine Woche fasten, machen Sie diese Entgiftungskur unbedingt und konsequent parallel zum Fasten!
- Wenn Sie mit Kartoffeln entschlacken, sollten Sie diese Kur mindestens drei Tage durchführen. Besser und effektiver ist es, die ganze Woche durchzuhalten.

Checkliste für Ihre Bewegung

- Finden Sie eine Bewegungsart, die Ihnen Freude macht.
- Üben Sie drei- bis viermal pro Woche.
- Die optimale Trainingsdauer ist 30 bis 45 Minuten. Passen Sie Ihre Trainingszeit Ihrer Leistungsfähigkeit an. Seien Sie zu Beginn auch mit 10 Minuten zufrieden, die Sie langsam steigern werden.
- Sorgen Sie während Ihres Trainings für ein paar Schweißtropfen auf Ihrer Stirn und einen deutlich spürbaren Puls von maximal 130 Schlägen pro Minute.
- Trainieren Sie regelmäßig.

Checkliste für die Wirksamkeit Ihrer Gedanken

- Betrachten Sie unangenehme Situationen in Ihrem Leben aus einem anderen Blickwinkel.
- Probieren Sie den Blickwinkel »wie interessant« aus.
- Denken Sie sich mehrere verschiedene Betrachtungsmöglichkeiten für Ihre Situation aus.
- Achten Sie auf Ihr Leitsystem: das Gefühl im Oberbauch bzw. Ihrer Brust.
- Machen Sie sich die Macht Ihrer Gedanken und Ihrer Gefühle bewusst.
- Konzentrieren Sie sich auf angenehme Gedanken und angenehme Gefühle – ersetzen Sie die Vorstellungen von Unglück und Katastrophe durch solche von Zuversicht und Wohlbefinden.
- Säen Sie nur das, was Sie ernten wollen.

- Ihr Gefühl kombiniert mit Ihrem Gedanken ist die Sprache, die das Feld versteht.
- Es gibt nichts, was Sie tun müssen – für alles, was Sie tun, haben Sie einen guten Grund. Alles, was Sie tun, wollen Sie tun.

Fallbeispiele

Fallbeispiel 1

An diesem Fallbeispiel möchte ich Ihnen zeigen, wie der Gesundheitszustand des Darms mit dem Wohlbefinden von Hals, Nase und Ohren zusammenhängt. Eine Störung der Mitochondrien muss sich nicht immer in einer körperlichen Erschöpfung zeigen. Die Symptome einer Störung dieser Energieproduzenten sind zahlreich.

Diagnosen: HNO-Beschwerden, Sodbrennen, Darmbeschwerden

Gehörgangsekzem, Blähungen, Verstopfung, Hämorrhoiden, Osteoporose, Makuladegeneration, Zahnbeschwerden, Sodbrennen, Nahrungsmittelunverträglichkeit, Vitamin-D-Mangel, erhöhter Blutdruck.

Die Geschichte der Patientin

Diese Patientin kam in meine Praxis, weil ihre Gehörgänge so stark juckten und sie von Ohrgeräuschen geplagt wurde.

Darüber hinaus litt sie schon seit vielen Jahren unter Magendrücken und Sodbrennen und nahm deshalb seit zwanzig Jahren (!) Pantoprazol, also Magensäureblocker ein. Ihr Bauch war oft gebläht, dagegen nahm sie Lefax. Seit Jahren quälte sie sich auch mit Verstopfung herum, die sie selbst mit Flohsamenschalen zu behandeln versuchte. Eine Colon-Hydro-Therapie hatte nur kurzfristig Linderung gebracht. Ihre Hämorrhoiden wurden schon verödet, kamen aber immer wieder. Sie hatte oft Heißhungerattacken auf Süßes, denen sie auch gerne nachgab.

Es war eine Osteoporose nachgewiesen worden, die aber noch nicht behandlungsbedürftig war.

Zudem bestand eine Makuladegeneration, die mit einer Injektion behandelt wurde.

Mehrere Zahnwurzelspitzen waren operativ entfernt worden, sie hatte immer wieder Beschwerden mit den Zähnen, die sie aber so weit wie möglich überging und ignorierte.

Außerdem vertrug sie keinen Zimt, Muskat und keine Gurke. Vor Jahren hatte sie eine Zeit lang auf Laktose reagiert.

Die Behandlung

Sie kam als HNO-Patientin zu mir, um sich ihre juckenden Gehörgänge behandeln zu lassen. Ich versuchte die chronisch entzündete Haut in beiden Ohren mit den verschiedensten Salben und Tropfen, auch mit Antibiotika und Kortison, zurückzudrängen. Das funktionierte kurzfristig, bis sich dann ein kleines Geschwür im Gehörgang zeigte, das sich nicht mehr schließen wollte. In der Fachsprache heißt dieser Befund Cholesteatom und wird klassischerweise operativ behandelt.

Da meine Patientin nichts von meiner ganzheitlichen Herangehensweise hielt und auch nicht bereit war, irgendetwas an ihrer Ernährung zu ändern, war die Operation nicht zu umgehen. So unterzog sie sich dieser Operation, die auch sehr gut verlief. Doch nur wenige Wochen nach dem erfolgreichen Eingriff fing das Ohr wieder an zu nässen und zu jucken, und bald war wieder ein neues Geschwür entstanden. Nun war ihre Bereitwilligkeit, sich auf eine andere Herangehensweise einzulassen, doch etwas größer.

Stuhluntersuchung

Ich veranlasste eine Stuhluntersuchung, um eine eventuell bestehende Störung der Darmflora nachweisen zu können.

pH-Werte senken

Der pH-Wert des Stuhls lag bei 7, er war also viel zu alkalisch. Im alkalischen Milieu funktionieren viele Stoffwechselprozesse im Darm nicht richtig. Damit die Darmbakterien richtig funktionieren können, ist ein eher saurer pH-Wert von 5,5 bis 6 erforderlich. Die im Stuhl nachgewiesene Anzahl der Säure produzierenden Darmbakterien war deutlich zu gering und die Anzahl der Fäulnis produzierenden Keime zu hoch. Säure produzierende Keime sind wichtig für den sauren pH-Wert. Fäulnis produzierende Keime hingegen sorgen dafür, dass der pH-Wert ansteigt, indem sie alkalische Gase und Toxine produzieren, die den ganzen Organismus, insbesondere die Leber belasten.

Im Stuhl zeigte sich eine Verminderung von Antikörpern (sIgA). Das sind Abwehrstoffe, die in den Schleimhäuten des Darms, der Blase, der Lunge und der Nase mit ihren Nebenhöhlen sowie der Mundschleimhaut sehr wichtig sind. Mit der Menge an sIgA kann man feststellen, wie gut die Abwehr gegen Eindringlinge wie Bakterien und Viren an den Schleimhäuten

funktioniert. Ist dieser Wert zu niedrig, kann man daraus Rück-
schlüsse auf die Funktion des Immunsystems in der Darmschleimhaut ziehen, das sich in diesem Fall als deutlich geschwächt darstellte.

Als Konsequenz aus der Untersuchung der Stuhlprobe verordnete ich zur Ansäuerung des Darminhalts RMS-Tropfen,
die vor dem Essen in etwas Wasser einzunehmen sind. Zusätzlich sollte sie für drei bis sechs Monate jeden Morgen eine Dosis
probiotische Bakterien einnehmen. Mit diesen speziellen Bakterien wird auch einen Ansäuerung erreicht und die Regeneration der Säure produzierenden Darmflora unterstützt.

Auswirkungen von Magensäureblockern

Pantoprazol ist ein Magensäureblocker (PPI), der den Organismus in vielerlei Hinsicht schädigt, insbesondere wenn er über
einen längeren Zeitraum eingenommen wird.

In erster Linie verhindert PPI, dass der Magen Säure produziert. Ohne Säure jedoch kann der Magen das Nahrungseiweiß
nicht richtig verdauen. So gelangen schlecht verdaute Nahrungseiweiße in den Darm und dienen bestimmten Darmbakterien
als Nahrungsquelle, so zum Beispiel auch den Fäulniskeimen.
Beim Abbau der Eiweiße entstehen Fäulnisgase, die teilweise
hochtoxisch sind (Cadaverin, Putrescin und andere) und die
Leber belasten. Ammoniak wird freigesetzt. Durch den zu alkalischen pH-Wert des Stuhls liegt das Ammoniak in einer
chemischen Form vor, die es ihm ermöglicht, durch die Darmschleimhaut zu schlüpfen. Damit gelangt dieses hochtoxische
Gift in den Blutkreislauf und belastet die Leber gravierend. Die
Winde, die durch die Fäulnis entstehen, riechen sehr unangenehm.

Wenn die Magenzellen Salzsäure auf der Schleimhautseite

des Magens abgeben, produzieren sie gleichzeitig auch Bikarbonat. Bikarbonat ist eine Base, die im Blut als Ausgleich für die Säuren sorgt. Der PPI blockiert die Produktion der Magensäure, damit wird gleichzeitig auch die Abgabe von Bikarbonat ans Blut ausgebremst. Doch das Bikarbonat ist als Basenspender sehr wichtig für den Säure-Basen-Haushalt des Körpers. Wird durch den PPI die Sekretion der Base ausgebremst, so fehlt dem Körper die Base. Diese holt er sich durch den Abbau von basischem Kalzium aus dem Knochen. Der PPI zwingt den Organismus praktisch, die Knochen abzubauen, um an seine Basenvorräte zu gelangen. Wird den Knochen Kalzium entzogen, werden sie spröde und brüchig. Dieser Zustand wird Osteoporose genannt. So kann man durch Langzeiteinnahme von PPI eine Osteoporose auslösen bzw. verschlechtern.

Weiterhin werden als Folge der herabgesetzten Magensäure wichtige Mineralstoffe wie Magnesium und Zink sowie die Vitamine Folsäure und Vitamin B12 nicht mehr richtig aufgenommen. Ein Mangel an diesen Nährstoffen und damit auch eine dauerhaft schlechte Versorgung der Mitochondrien ist somit vorprogrammiert.

Es gibt also reichlich schwerwiegende Gründe, warum ich bei meiner Patientin das Pantoprazol abgesetzt habe.

Ernährungsumstellung statt Pantoprazol

Setzt man Pantoprazol aber einfach nur ab, ohne etwas an seiner Ernährung zu verändern, wird man sehr bald – so wie meine Patientin – von Sodbrennen und Magenschmerzen geplagt.

Meine Patientin hatte einfach keine Lust darauf, etwas an ihrer Ernährung zu verändern, sie hoffte immer noch, dass es ein paar geniale Medikamente gibt, die ihre Beschwerden lindern, ohne dass sie auf ihren leckeren Kuchen verzichten muss. Aber das funktioniert einfach nicht. Ein kranker Magen, der mit Süßigkeiten, Kaffee, Brot, Wein und anderen Leckereien gefüttert wird, wird mit einer erhöhten Magensäuresekretion reagieren, die zu Sodbrennen und Magenschmerzen führt.

Deshalb ist erst einmal eine wirklich radikale Umstellung der Ernährung erforderlich, um die Schleimhäute von Magen und Darm zu beruhigen. Von diesem und jenem ein bisschen weniger zu essen, aber im Prinzip nicht von seinen Gewohnheiten abzulassen, führt nicht zum Erfolg. Und es ist auch viel einfacher, einen wirklichen Schnitt zu machen und nur noch die Nahrungsmittel zur Verfügung zu haben, die zu der neuen Ernährungsweise passen. Denn wenn Sie immer noch Erdnüsse und Plätzchen und ein paar leckere süße Getränke im Vorratsschrank haben, ist die Gefahr, dass Sie rückfällig werden, doch sehr hoch.

Also habe ich versucht, meiner Patientin die Umstellung ihrer Ernährung schmackhaft zu machen. Sie hat sich teilweise darauf eingelassen und zunächst alle Milchprodukte abgesetzt. Das leuchtete ihr ein und war ihr auch bekannt, weil sie ja schon früher auf Laktose, also Milchzucker, reagiert hatte. Die Süßigkeiten wollte sie jetzt mit Vollkornmehl und einem Zuckerersatz aus Stevia, Erythrit und Xylit (Stevia Base) selbst herstellen. Aber eine wirklich konsequente Umstellung der Ernährung kam für sie noch nicht in Frage.

Blutuntersuchung

Ich ließ bei meiner Patientin das Blut auf Mineralstoffe, Omega-3-Fettsäuren, Vitamin D und bestimmte Entgiftungs- und Zellstoffwechselparameter untersuchen.

Einen Mangel an Omega-3-Fettsäuren beheben

Bei ihr zeigte sich ein Mangel an Omega-3-Fettsäuren. Diese Fettsäuren sind für den Stoffwechsel der Zellmembranen, das heißt insbesondere für den Transport von Substanzen in die Zellen und aus den Zellen heraus, wichtig. Omega-3-Fettsäuren sind antientzündlich wirksam und haben auch einen positiven Einfluss auf die Fließeigenschaften des Blutes. Ein wunderbarer natürlicher Lieferant für Omega-3-Fettsäuren sind Leinsamen und Leinöl. Für einen spürbaren Effekt sollte meine Patientin täglich frisch gemahlene Leinsamen und Leinöl in ihren Speiseplan einbauen.

Den Vitamin-D-Spiegel erhöhen

Der Vitamin-D-Spiegel meiner Patientin war deutlich zu niedrig. Vitamin D braucht der Körper zum Beispiel für die Resorption von Kalzium und Phosphat aus dem Darm. Diese beiden Mineralstoffe sind wichtig für die Stabilität der Knochen und natürlich auch für den ausreichenden Kalzium-Spiegel im Blut. Bei meiner Patientin war der Ausgleich des Vitamin-D-Spiegels sehr wichtig wegen der bereits nachgewiesenen Osteoporose.

- Auch das Immunsystem wird durch Vitamin D beeinflusst: Es ist ein Immunmodulator, der eine gesunde Abwehrreaktion der Immunzellen fördert und Abwehrreaktionen gegen körpereigene Strukturen verhindert. Bei meiner Patientin zum Beispiel betraf das die gestörte Abwehrreaktion in der Darmschleimhaut mit dem nachgewiesen verminderten sIgA. Hier kann Vitamin D regulierend eingreifen und das zu schwache Immunsystem der Darmschleimhaut unterstützen.
- Weiterhin wird ein Zusammenhang von Vitamin D und Herz-Kreislauf-Erkrankungen vermutet. Nachgewiesen ist, dass ein ausreichend hoher Vitamin-D-Spiegel sich positiv

auf einen erhöhten Blutdruck auswirkt und chronischen Entzündungen entgegenwirkt. Beide Faktoren waren bei meiner Patientin wichtig, weil sie unter erhöhtem Blutdruck und unter chronischen Entzündungen im Zahnbereich litt.

- Vitamin D hat auch einen großen Einfluss auf die Nerven und das Gehirn. Es wirkt dort wie ein Hormon und hat direkten Einfluss auf die Funktion und Entwicklung von Nervenzellen und deren Verbindungen untereinander. Für meine Patientin war auch dieser Faktor wichtig, denn sie berichtete von zunehmender Vergesslichkeit.

Oxidativer Stress

Die Lipidperoxide im Blut waren bei meiner Patientin deutlich erhöht und die antioxidative Kapazität herabgesetzt. Das bedeutet, dass bei ihr ein sogenannter oxidativer Stress bestand. In ihren Mitochondrien werden mehr freie Radikale freigesetzt, als Antioxidantien vorhanden sind, um diese abzufangen. Die aggressiven Radikale haben bereits zur Zerstörung von Zellmembranen geführt, davon schwimmen vermehrt Bruchstücke in ihrem Blut, die sich in der Untersuchung als erhöhte Lipidperoxide zeigen. Auch Proteine, Enzyme und Erbgut können von diesen freien Radikalen angegriffen werden. Dies war bei meiner Patientin jedoch nicht der Fall. Die Untersuchung auf oxidativen Stress ist eine Möglichkeit, im Blut eine Funktionsstörung der Mitochondrien nachzuweisen.

Die Ursachen für den oxidativen Stress bzw. die Funktionsstörung der Mitochondrien sind im gestörten Zellstoffwechsel zu finden. Chronische Entzündungen sind den betroffenen Patienten oft nicht bewusst, denn sie verursachen keine schlimmen Beschwerden. Ein bisschen Zahnfleischbluten wird als Bagatelle angesehen, ebenso immer wiederkehrende leichte

Bauchbeschwerden und Verdauungsstörungen. Genauso unbeachtet bleiben juckende, feuchte Gehörgänge, wunde Nasenschleimhaut und Eierstockentzündungen.

Trotzdem kann eine chronische Entzündung im Stoffwechsel einen großen Schaden anrichten. Denn durch den Entzündungsprozess werden vermehrt freie Radikale produziert, die durch die Schutzsysteme abgefangen werden müssen. Sind diese aber erschöpft, kommt es zur Schädigung der Mitochondrien mit den inzwischen bekannten Folgen.

Zahnsanierung

Da meine Patientin unter chronischen Beschwerden an ihren Zähnen und auch am Zahnfleisch litt, schickte ich sie zum Zahnarzt. Der Arzt fand einen toten Backenzahn, der entfernt wurde. Dieser Zahn hatte ihr keine Beschwerden verursacht, und dennoch war er verfault und die Wurzel eitrig, was sich erst bei der Entfernung zeigte.

Nach der Behandlung

Ein halbes Jahr nach der Umstellung der Ernährung, nach Darmsanierung und Entgiftung, nach der Zahnbehandlung, geht es meiner Patientin richtig gut. Die Haut im Gehörgang, die sie so lange geplagt hat und sie in meine Praxis führte, hat sich vollkommen normalisiert. Und viele der oben genannten Beschwerden sind verschwunden.

Fallbeispiel 2

Diagnose: Duodenalkarzinom

Eine ganz andere Art der Erschöpfung brachte folgende Patientin mit, denn sie hatte ein Duodenalkarzinom, also einen bösartigen Tumor im Zwölffingerdarm. Bei meiner Behandlung ging es vor allem darum, die Nebenwirkungen der Chemotherapie abzumildern.

Geschichte der Patientin

Zusätzlich zu dem Duodenalkarzinom waren Tochtergeschwülste (Metastasen) im Lebergewebe aufgetreten. Der Tumor war bereits operativ entfernt worden, inklusive der Bauchspeicheldrüse.

Die Patientin befand sich in schulmedizinischer Behandlung und wurde nach der Operation mit Chemotherapie behandelt. Sie wandte sich an mich, weil sie hoffte, die Nebenwirkungen der Chemotherapie etwas abmildern zu können.

Sie bekam insgesamt sieben Chemotherapie-Behandlungen, die ihr körperlich sehr zusetzten. Neben dem Haarverlust litt sie insbesondere unter Verdauungsstörungen. Die Mundschleimhaut brannte, und die Nahrungsaufnahme war beeinträchtigt. Wenn sie etwas aß, reagierte der Darm spontan, und die Nahrung kam ganz schnell und teilweise unverdaut wieder heraus. Sie musste mehrmals täglich die Toilette aufsuchen und verlor ständig an Gewicht. Von den Ärzten wurde ihr ein Enzympräparat empfohlen, welches sie aber nicht gut vertrug.

Sie hatte nach wie vor Bauchkrämpfe, Magendruck, Übelkeit

und keinerlei Appetit. Die Häufigkeit ihres Stuhlgangs verbesserte sich nicht, sie war zunehmend erschöpft und konnte zu Hause keinerlei Arbeiten mehr verrichten. Es fiel ihr sehr schwer, ihre alltäglichen Aufgaben an ihren Mann abzugeben, denn sie hatte jahrelang alleine den Haushalt geführt. Sie fühlte sich sehr unwohl damit, dass er nun putzte und kochte und sie nur noch auf dem Sofa liegen und zuschauen konnte.

Chemotherapie – massiver Eingriff in den Körper

Die Chemotherapie ist eine Behandlungsmethode, die zerstörend auf schnell wachsende Zellen wirkt. Ihr Ziel sind die schnell wachsenden Tumorzellen, aber es werden nicht nur diese Zellen gestört. Die schnell wachsenden Zellen der Haare und aller Schleimhäute werden von der Wirkung der Chemotherapie gleichermaßen betroffen. Deshalb fallen die Haare aus und die Schleimhautzellen im ganzen Verdauungstrakt gehen vorübergehend zugrunde. Deshalb kommt es zu diesen brennenden und teilweise schmerzhaften Missempfindungen im Mund und zu den gravierenden Verdauungsstörungen.

Die Chemotherapie wirkt auch auf die Mitochondrien des ganzen Körpers toxisch, sodass die Energiegewinnung massiv reduziert wird. Ohne ATP aus den Mitochondrien gibt es weder Energie auf Zellebene noch auf körperlicher Ebene. Die Erschöpfung betrifft den kompletten Körper.

Behandlung

Die Mitochondrien unterstützen

Um die Mitochondrien zwischen den Chemotherapie-Behandlungen zur Regeneration anzuregen, gab ich meiner Patientin Infusionen mit Glutathion und Mineralstoffen sowie L-Carnitin und Vitaminen. Diese Infusion unterstützt die Mitochondrien bei der Regeneration und bei der Zellatmung. Eine weitere unerwünschte Wirkung der Chemotherapie ist ein massiver Eisenmangel, sodass sie zusätzlich Eiseninfusionen bekam.

Die Verdauung regulieren

Für ihre Verdauung gab ich meiner Patientin ein Enzymgemisch (Digestiozym), das verschiedene Verdauungsenzyme enthält: Enzyme, die Kohlenhydrate, Fette, Milchzucker und Ballaststoffe aufspalten und gleichzeitig für ein basisches Milieu sorgen. Das ist wichtig, weil diese Verdauungsenzyme nur im basischen Milieu richtig funktionieren können. Dieses Mittel vertrug sie gut, und sie spürte eine deutliche Erleichterung sowohl direkt nach dem Essen als auch in ihrem Bauch, der nicht mehr so heftig rumorte. Sie musste nur noch zwei- bis dreimal täglich ihren Darm entleeren. Lediglich in den zwei bis drei Tagen nach einer Chemotherapie-Behandlung schied sie noch oft Unverdautes aus.

Die Darmschleimhaut regenerieren

Für die Regeneration ihrer Darmschleimhaut nahm sie zwischen den Behandlungen ein weiteres Kombinationspräparat, das aus L-Glutamin und Grüntee/Kamillentee-Extrakt (Mucosaplex) besteht.

L-Glutamin ist eine Aminosäure, die zur Regeneration der Darmschleimhautzellen beiträgt. Der Tee-Extrakt wirkt entzündungshemmend auf die Darmschleimhaut. So werden die schlimmsten Durchfallbeschwerden gelindert, und die Darmschleimhaut kann sich leichter regenerieren.

Ernährungsumstellung

Die Patientin ernährt sich auf meine Empfehlung hin mit Kartoffeln und Gemüse mit Leinöl. Zu den Kartoffeln darf sie jeden Tag zwei Sorten Gemüse essen: Fenchel, Möhre, Kohlrabi, Petersilienwurzel oder Zucchini. Ab und zu gibt es etwas Ziegenfrischkäse oder Schafsjoghurt dazu. Je monotoner die Ernährung ist, umso leichter haben es die Verdauungsorgane bei ihrer Tätigkeit. Mit diesem Ernährungsplan kam sie einigermaßen gut zurecht, ihre große Sorge, noch mehr Gewicht zu verlieren und weiter abzumagern, ließ sich so etwas mildern. Jedoch brachte jede weitere Chemotherapie den Darm immer wieder durcheinander, sodass sie das Gefühl hatte, letztlich doch auf keinen grünen Zweig zu kommen.

Eine neue Diagnose

Nach der siebten Chemotherapie bekam meine Patientin Fieber, hatte eine Kreislaufschwäche und kam nicht mehr auf die Beine. Zur Kontrolle des Therapieerfolges wurde ein erneutes CT (Computertomografie) veranlasst. Es hatten sich Abszesse in der Leber gebildet, von denen man nicht sicher wusste, ob es sich um Metastasen handelte. Nach Aussage der Onkologin sollte meine Patientin jetzt den Rest ihres Lebens immer wieder in regelmäßigen Abständen Chemotherapie bekommen – eine andere Therapiemöglichkeit gäbe es nicht.

Meine Patientin war verzweifelt. Was sollte sie nur tun? Wenn sie auf ihre Onkologin hören würde, hätte das für sie eine gravierende Minderung ihrer Lebensqualität zur Folge. Ein Leben ohne Freude am Essen mit beständigen Mund- und Darmbeschwerden, Durchfällen und Gewichtsverlust sowie vollkommener Erschöpfung – eine wirklich traurige Aussicht. Und das bis zum Ende ihres Lebens. Wie lange würde das wohl noch dauern? Aber hatte sie überhaupt eine Wahl?

Für ihre Onkologin existierte keine Alternative zur Chemotherapie. Und hinter der Onkologin steht die geballte Macht der allgemein anerkannten Schulmedizin. Da gibt es sogenannte Leitlinien, in denen ganz genau festgelegt ist, wie welche Krankheit zu behandeln ist. Und an diese Leitlinien hat sich ein Arzt zu halten. Tut er es nicht, so begibt sich der Arzt auf dünnes Eis, denn er läuft Gefahr, wegen eines Kunstfehlers angezeigt zu werden. Ein Arzt ist daher verpflichtet, entsprechend der Leitlinien zu handeln. Insofern kann man der Onkologin nicht den geringsten Vorwurf machen, dass sie meiner Patientin keine andere Möglichkeit der Behandlung anzubieten hatte.

Wie Krebs entsteht

Krebs entsteht durch eine Störung im Zellstoffwechsel der Mitochondrien. Die maßgeblichen Faktoren, die zur Entstehung von Krebs führen, hat bereits 1924 Otto Warburg entdeckt und beschrieben. 1931 hat er sogar den Nobelpreis für Medizin erhalten. Erstaunlicherweise wird dieses Wissen nicht an die Medizinstudenten weitergegeben.

Otto Warburg hat sich intensiv mit dem Zellstoffwechsel auseinandergesetzt und festgestellt, dass die Energiegewinnung in Tumorgewebe nicht über Verwertung von Sauerstoff in der mitochondrialen Atmungskette stattfindet, sondern durch die Vergärung von Zucker in der Zelle. Auslöser für diese Vergärung ist eine Störung der Atmungskette in den Mitochondrien. Durch einen Mangel an Antioxidantien werden die freien Radikale nicht in ausreichendem Maß abgefangen, und es kommt zu Schäden in den Zellen. Dann wird bildlich gesprochen der Notschalter umgelegt, um die Energiegewinnung in den Mitochondrien zu drosseln. Die Atmungskette wird abgeschaltet. Damit entstehen weniger freie Radikale, aber gleichzeitig auch weniger Energie. In den Zellen wird daraufhin ein »Notstromaggregat« angeschaltet, das dann wieder ATP bereitstellen kann. Dieses »Notstromaggregat« nutzt anstelle von Sauerstoff Zucker zur ATP-Produktion. Es kommt zur sogenannten Milchsäuregärung, die nach ihrem Entdecker »Warburg-Effekt« genannt wird. In diesem Zustand der Milchsäuregärung wird vermehrt Milchsäure abgegeben, die zu einer sauren Hülle um die betroffene Zelle führt. Die Milchsäure ist linksdrehend. Und diese Form ist ungesund – im Gegensatz zur rechtsdrehenden, die zum Beispiel bei der Regeneration der Darmschleimhaut therapeutisch eingesetzt wird. Diese linksdrehende saure Hülle führt dazu, dass die körpereigene Abwehr von »unerwünschten Zellen« ausgebremst wird. Sie kann diese Säurehülle nicht überwinden. Gleichzeitig wird innerhalb dieser sauren Hülle die Zellteilung aktiviert. Das hat zur Folge, dass die betroffene Zelle sich ständig teilt und wächst. Sie wird zur Tumorzelle.

Wie sich eine Krebszelle entwickelt, ist somit hinreichend bekannt. Dieses Wissen wird aber von der Schulmedizin erstaunlicherweise nicht genutzt. Eine Krebserkrankung wird üblicherweise mit Chemo- und Strahlentherapie behandelt, die beide eine massive Störung der Mitochondrien, einen massiven Anstieg von freien Radikalen zur Folge haben. Und damit wird der »Fehler« im Mitochondrien-Stoffwechsel noch verstärkt.

Die Mitochondrien können sich regenerieren

Aber – die Mitochondrien sind zur Regeneration fähig. Wenn die schädigenden Einflüsse auf unsere kleinen Freunde ausgeschaltet werden und ihnen wieder alle Substanzen zur Verfügung stehen, die für ihren Stoffwechsel notwendig sind, dann können sich die Mitochondrien regenerieren. Sie können ihre Energieproduktion wieder aufnehmen. Sie können wieder ATP bilden und damit jeder Zelle genügend Energie bereitstellen, damit diese sich wieder entsprechend ihrer Bestimmung verhalten kann.

Behandlung – Teil zwei

In ihrer verzweifelten Situation kam meine Patientin erneut zu mir. Sie wollte keine Chemotherapie bis an ihr Lebensende. Sie suchte nach einer anderen Möglichkeit, ihren Weg zu gehen.

Ich bin sehr glücklich, dass meine Patientin diesen Schritt gewagt hat. Sie hat sich getraut, ihrer Onkologin entgegenzutreten und die schulmedizinische Therapie abzulehnen. Sie hatte den Mut, die Verantwortung für ihren Zustand selbst zu übernehmen. Sie hat es geschafft, dem massiven Druck zu widerstehen, der ihr von all ihren behandelnden Ärzten gemacht wurde. Die Vorwürfe der Unverantwortlichkeit und Dummheit ihrer Entscheidung hat sie still erduldet. Auch wenn sie innerlich hin- und hergerissen war, so hat sie sich doch für einen neuen Weg entschieden.

Die Regeneration der Mitochondrien anstoßen

Ich hatte damals gerade ein Seminar bei meinem Kollegen Dr. John Switzer besucht und war beeindruckt, welche Erfolge er bei der Therapie von schwerkranken Krebspatienten nachweisen konnte. Sein Therapieansatz ist eine radikale Entschlackung und Entgiftung des gesamten Körpers, kombiniert mit der Bereitstellung aller Substanzen, die die Mitochondrien für ihre Regeneration brauchen. Wenn ein besonderer Mangel an

Substanzen besteht, werden Mineralstoffe oder Vitamine auch zusätzlich über Kapseln oder Tropfen gegeben. Aber der wesentliche Anteil der Heilung besteht in den frisch hergestellten Wildkräutersäften, die vor Mineralstoffen und Vitaminen sowie Ballaststoffen nur so strotzen.

Die Wildkräuter-Vitalkost-Therapie

Ich schickte meine Patientin zu ihm, um dort die zehntägige »Gerson 2.0-Wildkräuter-Vitalkost-Therapie« durchzuführen. Ihre Behandlung startete mit einer Darmentleerung und der Leberreinigung mit Sesamöl. Die Ernährung bestand ausschließlich aus frisch gepressten Wildkräutersäften und allerlei Rohkost. Zweimal täglich ein Kaffee-Einlauf gehört ebenfalls zu diesem Therapiekonzept wie auch wohltuende, die Entgiftung unterstützende ayurvedische Ganzkörpermassagen.

In den zehn Tagen am Starnberger See lernte meine Patientin, wie sie in Zukunft ihre Nahrung zubereiten kann. Als sie zurückkam, fühlte sie sich vollkommen verändert. Sie hatte zwar noch einmal 2 Kilo abgenommen, aber sie spürte, wie sie langsam wieder lebendig wurde. Noch machte sie sich Sorgen darüber, ob sie diese Art der Ernährung überhaupt durchhalten könne. Besonders ihr Gewicht betrachtete sie noch etwas argwöhnisch. Und dennoch war sie absolut konsequent. Sie stellte ihre Ernährung komplett um und hielt sich ohne Ausnahmen an die Empfehlungen von Dr. Switzer. Ihr Mann unterstützte sie zuverlässig und liebevoll auf ihrem Weg.

Nach der Behandlung

Es ist nun über ein Jahr vergangen. Meine Patientin sieht strahlend aus, sie hat ihr Wunschgewicht wieder erreicht, die Haare sind in voller Pracht nachgewachsen, ihre Haut ist rosig und zart, sie ist voller Kraft und Freude. Es geht ihr jetzt besser als in den Jahren vor ihrer Krebsdiagnose. Denn sie litt schon lange an einer Herzmuskelentzündung und an Hausstauballergie sowie Gelenkbeschwerden. Davon ist nichts mehr übrig geblieben.

Haben Sie den Mut, neue Wege zu gehen

Dieses Beispiel soll Ihnen Mut machen. Ich bin davon überzeugt, dass Krebs heilbar ist. Es kommt gar nicht darauf an, welche Therapieform ausgewählt wird. Es muss nicht die oben beschriebene Wildkräuter-Therapie sein, die Dr. Switzer anbietet. Es gibt eine ganze Reihe von Therapieansätzen gegen Krebs, die zum Erfolg führen. Krebs ist heilbar, wenn man dafür Sorge trägt, dass die kranken Mitochondrien sich regenerieren. Denn diese kleinen Freunde sind diejenigen, die jeder Zelle die Kraft zur Verfügung stellt, die sie braucht, um ihren jeweiligen Job perfekt zu machen. Haben die Mitochondrien ausreichend Kraft, um ATP zu bilden, dann kann auch dem Immunsystem ausreichend Energie zur Verfügung gestellt werden, um wieder Ordnung in den Körper zu bringen. Dann können die Darmschleimhautzellen wieder richtig resorbieren, dann können die Leberzellen wieder richtig entgiften, dann können die Nierenzellen wieder richtig ausscheiden und so weiter. Dann wird der Körper wieder in die Lage versetzt, seine Gesundheit wiederherzustellen.

Auch wenn der Krebs letztlich vielleicht doch nicht besiegbar ist – so ist es ein Riesengewinn, mit gesunden Mitochondrien den Tumor in Schach zu halten. Wir alle werden letztlich sterben, doch wir sind in der Lage, selbst dafür zu sorgen, dass wir unsere verbleibende Zeit im bestmöglich erreichbaren Wohlbefinden und Gesundheitszustand verbringen. Sie haben die Wahl!

Fallbeispiel 3

Anhand dieses Falles möchte ich Ihnen zeigen, wie eine Burnout-Diagnose entstehen kann. Es ist eine Folge von Geschehnissen, die jedem Menschen passieren können. Begleitet wird diese Entwicklung von hervorragend ausgebildeten Ärzten, die ihre Arbeit nach bestem Wissen und Gewissen tun. Am Beispiel meines Patienten wird deutlich, wie die moderne Medizin mit ihrer Ignoranz gegenüber einer ganzheitlichen Betrachtung vollkommen selbstverständlich und ohne darüber nachzudenken meinen Patienten in die körperliche und letztlich seelische Katastrophe begleitet hat.

Diagnosen: Burn-out, Muskelschwund, Cholesterinsenker, Histaminintoleranz, Depression

Amalgamfüllungen, Allergie gegen Nahrungsmittel, Pollenallergie, Bandscheibenvorfälle, Arteriosklerose mit koronarer Herzkrankheit (Stent-Implantation), seitdem Einnahme cholesterinsenkender Medikamente, Muskelschwund an Arm und Bein, Muskelkrämpfe, Tinnitus mit zeitweiliger Hörminderung, Reizdarm mit Durchfällen, Histamin-Unverträglichkeit, Leistungsknick, Antriebslosigkeit, Arbeitsunfähigkeit wegen Burnout, Schlafstörungen, Depression, Gelenkschmerzen mit teilweiser Versteifung der Fingergelenke.

Die Geschichte des Patienten

Mein Patient ließ 1980 seine Zähne sanieren, indem die Löcher mit Amalgamfüllungen versorgt wurden. Amalgam war und ist auch heute immer noch das Material, mit dem Zähne in Deutschland in der Regel gefüllt werden. Kurz darauf entwickelte er, Anfang 20, hochallergische Reaktionen auf Kernobst und Nüsse sowie eine Pollenallergie. Mit 26 Jahren bekam er eine Hyposensibilisierungsbehandlung, durch die die Pollenallergie erfolgreich zurückgedrängt wurde. Die Nahrungsmittelallergie blieb allerdings bestehen.

Er wurde ein sehr engagierter Sportlehrer und betrieb auch in seiner Freizeit Hochleistungssport. Im Alter von 53 Jahren hatte er einen Bandscheibenvorfall, der mit Kortison-Injektionen erfolgreich behandelt wurde. Ein Jahr später erlitt er einen Herzinfarkt und bekam einen Stent implantiert. Seine Cholesterinwerte waren sehr hoch, deshalb wurden ihm cholesterinsenkende Medikamente, sogenannte Statine verschrieben. Im selben Jahr bemerkte er einen Muskelschwund an seinen Unterarmen. Auf einmal konnte er einen Ball zwar noch aufheben, aber er konnte seine Hand nicht mehr hochheben, um den Ball zu werfen. Er bekam immer wieder Krämpfe, insbesondere in den Waden. Die ausführlichen neurologischen Untersuchungen konnten keine Ursache für diesen Muskelschwund feststellen.

Mit 56 Jahren hatte mein Patient einen weiteren Bandscheibenvorfall, bei dem sein linkes Bein schmerzhaft in Mitleidenschaft gezogen wurde. Unter konservativer Behandlung mit Kortison und Schmerzmitteln verschwanden die Schmerzen im linken

Bein und im Rücken, doch am Tag der Entlassung aus dem Krankenhaus konnte er seinen rechten Fuß nicht mehr heben. Es wurde ein spezielles hochauflösendes Bild (MRT) von der Lendenwirbelsäule angefertigt, das jedoch keine Ursache für diesen neuen Befund zeigte. Als leistungsorientierter Sportler biss er die Zähne zusammen, versuchte, seine geschwächte Muskulatur durch Training wieder aufzubauen und ging wieder zur Arbeit. Aber sein rechtes Bein wurde immer schlimmer. Er konnte es bald nicht mehr belasten, die Schmerzen waren im Stehen und im Sitzen oft unerträglich.

Kurz nach dem Bandscheibenvorfall entwickelte er ein sogenanntes Reizdarmsyndrom mit Durchfällen, er musste bis zu fünfmal täglich auf die Toilette. Auf einmal vertrug er keine histaminhaltigen Nahrungsmittel mehr (z. B. Tomaten, Käse, Salami). Hinzu kam ein Ohrgeräusch, das manchmal so laut wurde, dass er den Gesprächen nicht mehr folgen konnte – er hörte dann so schlecht, dass er nichts mehr verstand.

Natürlich machte mein Patient sich furchtbare Sorgen um seinen gesamten Zustand, der ihm aussichtslos erschien. Er bekam Schlafstörungen, aufgrund seiner ständigen Schmerzen in den Beinen konnte er keinerlei Sport mehr betreiben, was ihn total traurig machte. Er fühlte sich vollkommen antriebslos und frustriert, weil er kaum noch leistungsfähig war.

Schließlich diagnostizierte – nach erneuten ausgiebigen Untersuchungen – der Neurologe eine Depression und verordnete ihm ein Antidepressivum. Es dauerte nicht lange und neue Beschwerden stellten sich ein: Schmerzen im Bereich der Fingergelenke und in der Muskulatur der Handflächen, ein Daumen wurde steif, ein Finger ließ sich nur mit schnappender, ruckartiger Bewegung beugen und strecken.

An Medikamenten nahm mein Patient seit dem Herzinfarkt

cholesterinsenkende Medikamente und Acetylsalicylsäure (ASS), um sein Blut zu verdünnen. Während der Bandscheibenbeschwerden bekam er gegen die Entzündung und gegen den Schmerz Kortison in hoher Dosierung sowie Schmerzmittel. Außerdem hatte er wegen seiner Schmerzen über längere Zeiträume immer wieder Schmerzmittel wie zum Beispiel Diclofenac eingenommen.

Behandlung

Als der Patient zu mir kam, war meine erste Idee, er könnte Borreliose haben, denn diese Krankheit kann solche seltsamen Veränderungen an den Muskeln verursachen. Über die Untersuchung seines Blutes konnte diese Ursache aber ausgeschlossen werden.

Blutuntersuchung
Als Nächstes hatte ich eine mögliche Schwermetallbelastung als Verursacher für seinen Muskelschwund im Verdacht. Denn auch Schwermetalle können solche Symptome verursachen. So ließ ich sein Blut untersuchen als Vorbereitung für die Schwermetalldiagnostik.

Kupfer- und Selenmangel
Hierbei stellte sich heraus, dass er einen leichten Kaliummangel und einen massiven Mangel an Kupfer und Selen hatte. Wenn diese beiden Mineralstoffe fehlen, dann kann die Atmungskette in den Mitochondrien nicht richtig funktionieren, weil ganz einfach ein paar sehr wichtige Zutaten fehlen, ohne die die Energiegewinnung nicht effektvoll erfolgen kann. Selen wird unter anderem auch bei einer Schwermetallbelastung ver-

braucht, denn Selen ist an der Bindung und Ausscheidung von Schwermetallen beteiligt.

Vitamin-D-Mangel

Weiterhin zeigte sich in seinem Blut, dass er einen viel zu niedrigen Vitamin-D-Spiegel hatte. Vitamin D ist für so viele Funktionen im Körper wichtig. Unter anderem hat es gravierende Auswirkungen auf den Bewegungsapparat. Nicht nur die Mineralisierung der Knochen ist abhängig von einem ausreichenden Vitamin-D-Spiegel, sondern auch die Muskelfunktion. So können sich in Folge von Vitamin-D-Mangel Muskelschwäche und Muskelschmerzen einstellen.

Auch die Funktion des Herz-Kreislauf-Systems hat eine Menge mit Vitamin D zu tun: Bluthochdruck, erhöhte Blutfettwerte (Cholesterin und Triglyceride) mit den Folgekrankheiten Schlaganfall und Herzinfarkt sowie Typ-2 Diabetes treten unter Vitamin-D-Mangel in erhöhtem Maße auf.

Ebenso wirkt sich Vitamin D auf das Immunsystem aus: Allergien, Infektionen und Tumore sowie Autoimmunerkrankungen bessern sich durch einen ausreichend hohen Vitamin-D-Spiegel.

Vielleicht würden sich auch bei meinem Patienten die Muskelbeschwerden und der erhöhte Cholesterinspiegel durch die Einnahme von Vitamin D bessern.

Oxidativer Stress

Im Blut meines Patienten ließen sich oxidierte Bruchstücke von DNA (die Träger der Gene in den Zellen) nachweisen. Diese Stoffe sind ein Hinweis auf eine Störung der Mitochondrien. Es werden zu viel freie Radikale freigesetzt, sodass es zur Schädigung der DNA kommt. Gleichzeitig ist das ein Hinweis darauf, dass nicht ausreichend Antioxidantien vorhanden sind, die diesen oxidativen Stress abfangen.

Urinuntersuchung auf Schwermetall

Mitochondrien reagieren sehr sensibel auf Schwermetalle. So wäre eine Belastung als Ursache seiner Beschwerden durchaus denkbar. Ich führte daraufhin eine Schwermetall-Diagnostik mit einer DMPS-Injektion durch. DMPS ist eine chemische Substanz, die im Körper angesammelte Metalle – giftige und ungiftige – herauslöst und wassergängig macht. So werden diese Metalle über den Urin ausgeschieden. Mit der Urinuntersuchung lässt sich dann ziemlich genau feststellen, welche giftigen Metalle ausgeschieden wurden. Bei meinem Patienten war da aber nichts zu finden. Er hatte weder einen erhöhten Quecksilberwert, obwohl er jahrelang viele Amalgamfüllungen hatte. Noch ließen sich erhöhte Blei- oder Arsenwerte nachweisen, die eine Nerven- und Muskeldegeneration hätten auslösen können. Fehlanzeige.

Nebenwirkungen cholesterinsenkender Mittel

Fast schon wollte ich aufgeben, als mir klarwurde, dass mein Patient seit seinem Herzinfarkt cholesterinsenkende Medikamente nimmt und dass genau in diesem Zeitrahmen die ersten Muskelschwächen aufgetreten sind. Es ist heutzutage selbstverständlich, dass ein Patient, der schon einen Herzinfarkt erlitten hat und erhöhte Cholesterinwerte zeigt, cholesterinsenkende Medikamente einzunehmen hat. Das ist die Behandlung, an die sich jeder Arzt zu halten hat. Doch es gibt zahlreiche Belege dafür, dass eine Umstellung der Ernährung einen erhöhten Cholesterinspiegel senken kann. Die weltweit größte Studie, die den Zusammenhang mit tierischen Nahrungsmitteln und den

»Zivilisationskrankheiten« sehr deutlich aufzeigt, ist die China Study von Dr. Colin Campbell. Daher halte ich die Überlegung für angebracht, ob es ernsthaft vertretbar ist, einen erhöhten Cholesterinspiegel mit einer Medikamentengruppe zu behandeln, die nicht nur das Cholesterin senkt, sondern unweigerlich eine ganze Reihe unerfreulicher, wirklich krank machender Nebenwirkungen mit sich bringt.

Coenzym Q10 und Cholesterinsenker

Cholesterinsenkende Medikamente haben nicht nur eine Wirkung auf den Cholesterinspiegel, den sie in der Regel zuverlässig senken. Diese Medikamentengruppe hat auch massive Auswirkungen auf die Mitochondrienfunktion. Sie greifen direkt in die Energiegewinnung ein, indem sie Enzymkomplexe in der Atmungskette blockieren und indem sie oxidativen Stress erzeugen[33]. Sie verursachen somit eine Erkrankung der Mitochondrien, die dann in ihrer Funktion gestört sind.

Das Cholesterin wird dadurch gesenkt, dass ein bestimmtes Enzym blockiert wird. So kann im Stoffwechsel Cholesterin einfach nicht hergestellt werden. Dieses Enzym blockiert aber auch gleichzeitig die Produktion von Coenzym Q10. Das Coenzym Q10 wird in der Atmungskette benötigt, um Elektronen weiterzutransportieren, ohne die kein ATP entstehen kann. Wenn nicht genug Q10 vorhanden ist, wird einfach nicht genug ATP produziert. Des Weiteren schützt das Q10 vor Schäden, die durch freie Radikale verursacht werden. Besonders Organe und Gewebe mit hohem Energieumsatz, wie zum Beispiel das Herz und die Skelettmuskulatur, sind reich an Coenzym Q10. Ein Mangel an diesem Stoff beeinträchtigt die Leistungsfähigkeit des gesamten Organismus[34].

Cholesterinsenkende Medikamente verursachen daher vor

allem Störungen der Energiegewinnung in den Muskeln. Bekannt sind Müdigkeit, Schwäche, Muskelschmerzen und Myopathien (Muskelerkrankungen ohne neurologische Ursache). Das kann so weit gehen, dass bei extremem Mangel an Coenzym Q10 die Energiegewinnung in den Muskelzellen komplett blockiert ist und die betroffenen Muskelzellen sich einfach auflösen.

Selen und Cholesterinsenker

Aber nicht genug damit. Durch die Hemmung des Enzyms für die Cholesterinherstellung wird mit demselben Schritt die Synthese eines Proteins blockiert, das zusammen mit Selen ein sogenanntes Selenoprotein N bildet. Dieses spezielle Protein ist unverzichtbar für die Regeneration von Muskelzellen. So hat ein cholesterinsenkendes Medikament eine nicht unerhebliche unerwünschte Wirkung auf die Mitochondrienfunktion und damit auf die gesamte körperliche Leistungsfähigkeit. Und im Falle meines Patienten möglicherweise auch auf die Integrität und Funktionalität seiner Muskulatur.

Ich habe daraufhin den Coenzym-Q10-Spiegel bestimmen lassen. Der war tatsächlich massiv erniedrigt, und die Einnahme von Coenzym Q10 dringend erforderlich.

Stuhluntersuchung

Um herauszufinden, was genau mit dem Verdauungstrakt meines Patienten los ist, habe ich seinen Stuhl untersuchen lassen.

Reizdarm mit Durchfällen

Es stellte sich heraus, dass der pH-Wert zu hoch war. Damit war der Weg bereitet für ein Missverhältnis der Darmbakterien. So zeigten sich eine deutlich erhöhte Anzahl an fäulnis- und hista-

minproduzierenden Bakterien und viel zu wenig säureprodu-
zierende Bakterien.

Die Nahrungseiweiße wurden nicht richtig verdaut und resorbiert, sodass sie teilweise wieder ausgeschieden wurden. Die
restlichen Eiweiße dienten den fäulnisproduzierenden Bakterien noch als Substrat, sodass diese sich weiter vermehren
konnten.

Darüber hinaus waren die Entzündungsparameter Alpha-1
Antitrypsin und Calprotectin deutlich erhöht. Das bedeutete,
dass die Schleimhautbarriere des Darms nicht mehr intakt und
die Darmschleimhaut entzündet war.

Histaminintoleranz

Histamin ist eine Substanz, die in fast allen Körperzellen vorkommt und sich auch in vielen Nahrungsmitteln findet. Es ist
ein sehr stark wirksamer Modulator von vielen körperlichen
Reaktionen. So wirkt Histamin erweiternd auf die Blutgefäße,
erhöht die Durchlässigkeit von Geweben, senkt den Blutdruck,
schüttet Adrenalin aus und führt zu Quaddeln, Juckreiz und
noch vielen anderen Folgereaktionen im Körper. Das im Körper freigesetzte oder durch die Nahrung aufgenommene Histamin wird normalerweise rasch von körpereigenen Enzymen
wieder abgebaut. Es kommt aber vor, dass nicht genügend Enzyme da sind, um das Histamin abzubauen. Das passiert zum
Beispiel durch eine Fehlbesiedelung im Darm, wie es bei meinem Patienten der Fall war.

In der Stuhlanalyse wurden vermehrt histaminbildende
Darmbakterien nachgewiesen. Unter den Darmbakterien gibt
es eine Reihe von Stämmen, die Histamin produzieren. So
kommt es vor, dass im Körper sowohl durch die Nahrung als
auch durch die im Darm siedelnden Bakterien so viel Histamin

freigesetzt wird, dass das abbauende Enzym nicht mehr ausreicht. Dann kann es wie bei meinem Patienten zu verschiedenen Beschwerden kommen wie Durchfall, häufiger Stuhlgang und Bauchschmerzen. Aber nicht nur der Magen-Darm-Trakt reagiert auf einen erhöhten Histamin-Spiegel. Auch Kopfschmerzen, laufende Nase, Verengung der Luftwege, Asthma, Herzklopfen und niedriger Blutdruck können Folgen sein.

Ich riet meinem Patienten, zunächst auf die histaminreichsten Nahrungsmittel zu verzichten. Das sind eingelegte Nahrungsmittel, wie zum Bespiel Oliven oder Sauerkraut, reifer Käse, Schinken, Salami und Rotwein. Parallel zu dieser Diät nahm er RMS-Tropfen und probiotische Bakterien, um seinen Darm zu sanieren. Innerhalb von kurzer Zeit hat sich sein Bauch vollkommen beruhigt, die Stuhlfrequenz sowie die Stuhlkonsistenz haben sich normalisiert.

Seelische Beschwerden

Es ist doch wirklich nicht verwunderlich, dass mein Patient durch seine zahlreichen Beschwerden voller Kummer war. Insbesondere, da immer neue Beschwerden hinzukamen und irgendwie nichts besser wurde. Dann stellen sich automatisch Schlafstörungen ein, denn bei solchen existenzbedrohenden Sorgen schwimmt der Organismus in seinen Stresshormonen. Und diese verhindern sehr effektiv den regenerierenden Tiefschlaf.

Es ist auch kein Wunder, dass er dann depressive Gedanken entwickelte und zu nichts mehr Lust hatte, keine Kraft und keinen Antrieb hatte. So ergaben sich wie automatisch die Diagnosen Depression und Burn-out. Und damit setzte sich die Reihe der Beschwerden fort. Indem die traurige Psyche mit einem Antidepressivum umnebelt wurde, rückte das klare Denken noch weiter von ihm ab.

Antidepressiva

Antidepressiva gehören inzwischen zu den am häufigsten verordneten Arzneimitteln in der gesamten Medizin. Ein solches Medikament soll die Stimmung und den Antrieb verbessern, dabei ist es offenbar vollkommen unwichtig, was die Ursache der Traurigkeit ist. Hauptsache, es gibt eine Pille dagegen. Aus vielen wissenschaftlichen Studien ist bekannt, dass der Placeboeffekt der Antidepressiva bis zu 89 Prozent ausmacht[35]. Das heißt im Klartext, dass das Medikament genauso gut wirkt wie eine Zuckerpille, die bekanntermaßen keinerlei Wirkung auf die Psyche hat.

Umso unerfreulicher – um es mal gelinde auszudrücken – ist es, dass das Antidepressivum Wirkung auf anderer Ebene zeigt, nämlich im Bereich den Nebenwirkungen: Es können Sehstörungen, Kopfschmerzen, Gefühlsstörungen, Nervosität, Schlafstörungen, Magen-Darm-Beschwerden, Blasenentleerungsstörungen, Ohrgeräusche und Muskelschmerzen auftreten. Auch hier haben wir es wieder mit einer Substanz zu tun, die eine erwünschte Wirkung haben soll, aber gleichzeitig eine ganze Reihe neuer Beschwerden auslösen kann.

Gedankenmedizin für meinen Patienten

Neben der Behandlung seines gestörten Verdauungstrakts und dem Ausgleich der fehlenden Vitamine und Mineralstoffe habe ich meinem Patienten Gedankenmedizin verordnet.

Er hatte große Sorgen, denn aufgrund seiner Beschwerden war er schon länger arbeitsunfähig, und ein Besuch beim Amtsarzt stand bevor. Es wurde auch erwogen, ihn mit seinen 57 Jahren in Frührente zu schicken. So schwirrten tausende sorgenvoller Gedanken durch seinen Kopf. Da waren reichlich negative Zukunftsfantasien nicht nur über seinen desolaten körperlichen Zustand, sondern auch über seine vollkommen ungewisse berufliche Zukunft. Er konnte gar nicht anders, als sich mit seinen Sorgen zu beschäftigen. Auch wenn es eine ganze Reihe von entspannten und sogar glücklichen Momenten in seinem Leben gab, so hatten die traurigen Gedanken die Oberhand. Für den Fall, dass er in Rente geschickt werden würde, hatte er durchaus ein paar schöne Fantasien, aber er traute sich nicht, diesen Fantasien nachzugeben. Denn er hatte Angst, enttäuscht zu werden.

Mit genau diesem Verhalten, nämlich der Kombination von sorgenvollen Zukunftsgedanken und Angstgefühlen, sendete er einen starken Impuls in das universelle Energiefeld. Mit genau dieser Kombination kreierte er das, was sich in seinem Leben zeigen würde. Wenn er nicht …

Den schönen Fantasien nachgeben

Ja genau, wenn er nicht ganz bewusst eine Gedankenmedizin einnehmen würde. Diese ganz spezielle Medizin, die ich ihm gab, bestand darin, es sich zu erlauben, seinen wunderschönen Zukunftsplänen, die er tief in sich drin vergraben hatte, Raum zu geben. Dass er sich ganz genau ausmalen solle, wie es wäre, wie es sich anfühlen, anhören und schmecken würde, wenn sich sein Traum erfüllen würde.

Wie ist es, wenn er tatsächlich mit seinem Hund auf dem Jakobsweg unterwegs ist. Wenn die Sonne seine Haut erwärmt oder der Regen ihn durchnässt, wenn er in einer Hütte übernachtet oder er mit einer fantastischen Aussicht ein Glas Rotwein genießt. Allein das Aussprechen der Möglichkeit, über solche Dinge nachzudenken, zauberte ein Lächeln in das Gesicht meines Patienten. Er folgte diesem Weg, und – was ganz besonders wichtig ist – er fühlte auf einmal so ein zartes, wundervolles, kleines Kribbeln in seinem Bauch. Dieses winzig kleine Glücksgefühl, das sich automatisch einstellt, sobald der Mensch sich auf einen Weg begibt, der ihn mit Freude erfüllt.

Das Gefühl der Sorge, das sich gleich wieder einstellen wollte, weil er ja Angst hatte, dass das alles vielleicht doch nicht passieren würde, weil der Amtsarzt ja anders entscheiden könnte und so weiter, konnte er gleich wieder gehen lassen. Denn der Zeitpunkt, ob und wann sein Traum in Erfüllung geht, spielt keine Rolle beim Träumen. Es ist vollkommen unwichtig, ob er in drei Monaten oder in drei Jahren den Jakobsweg geht. Das einzig Wichtige ist, dass er dieses Ziel verfolgt, dass er diese Gedanken überhaupt zulässt. Dass er mit dieser Fantasie in sein Glücksgefühl kommt. Denn nur mit dem Glücksgefühl kann er sich selbst in einen körperlichen Zustand versetzen, der ihm seine Heilung, seine Regeneration, sein Wohlbefinden und seine Leistungsfähigkeit ermöglicht.

Ausblick

Für mich ist es Zeit, ganz ernsthaft darüber nachzudenken, wie sich die Menschheit hier und heute eingerichtet hat. Es ist »normal«, all das zu tun, was die meisten anderen tun. Es ist vollkommen normal, tierische Nahrungsmittel zu essen. In dieser »Normalität« werden die Menschen tagtäglich mit Werbespots, Zeitungsartikeln und ausgewählten wissenschaftlichen Studien bestärkt. Die vielen Studien, die nachweisen, wie die fortschreitenden Zivilisationskrankheiten, die immer häufiger und in immer jüngeren Jahren auftreten, mit der Ernährungsweise zusammenhängen, werden in der Öffentlichkeit nicht so offensichtlich präsentiert. Im Gegenteil – diese Informationen werden zu einem Großteil zurückgehalten oder gleich durch andere, interessenorientierte Studien entschärft.

Hinzu kommt, dass der Mensch nicht so gerne von seinen liebgewordenen Gewohnheiten lässt. Essen und Trinken haben einen sehr hohen Stellenwert für das seelische Wohlbefinden. Das ist eine der letzten Wohlfühl-Nischen, die sich jeder bewahrt. Egal ob es das Feierabendbier oder das Sternerestaurant ist. »Man gönnt sich ja sonst nichts, man lässt sich nicht die Butter vom Brot nehmen.« Da sind sich die Menschen hier einig. Wenn man schon auf so viele Dinge im Leben verzichtet. Beim Essen ist aber absolut Schluss.

Die meisten Menschen wollen deshalb diese Information einfach nicht aufnehmen, sie wollen davon nichts hören. Sie wollen nicht auf ihren köstlichen Lammbraten verzichten, ebenso wenig auf den leckeren französischen, aromatisch duftenden Käse. Auch wenn jeder schon davon gehört hat und weiß, wie es in der Nutztierhaltung zugeht. Der Großteil der Menschen wischt dieses Thema beiseite, es wird ganz einfach verdrängt. Niemand mag sich einen Film anschauen, in dem gezeigt wird, wie es mit der Tierhaltung und in den Schlachthöfen in Wirklichkeit aussieht. Lieber orientiert man sich an den hygienisch und appetitlich verpackten, vollkommen unblutigen, küchenfertigen, praktischen Produkten im Kühlregal.

Dabei sind die Menschen durchaus nicht ohne Mitgefühl. Streunende Hunde aus Spanien werden in unser Land eingeflogen, aufgepäppelt, gepflegt und gehätschelt. Das Haustier wird geliebt wie ein eigenes Kind. Das Mitgefühl für diese Nicht-Nutztiere ist ohne Frage bei ganz vielen Menschen sehr groß. Aber was unterscheidet denn die Schmusekatze vom Kalb oder vom Schwein oder von der Gans oder vom Huhn? Macht sich irgendjemand Gedanken darüber, dass das knusprige Brathähnchen vom Grill seltsam verbogene Beine hat und dass im Fleisch ein gegarter Bluterguss sichtbar ist? »Huch – da mag ich überhaupt nicht drüber nachdenken.«

Ich habe fast mein ganzes Leben lang Fleisch und Milchprodukte gegessen. Auch ich hatte längst davon gehört, dass die Tierhaltung ziemlich grausig ist. Auch ich hatte es einfach nicht wissen wollen. Es hat irgendwie so weh getan. Ich wollte nicht, dass es weh tut. Deshalb habe ich es einfach ausgeblendet. Wie in einem Dämmerschlaf bin ich mit der Masse mitgelaufen. Ich habe Lammbraten und Weihnachtsgans gegessen und leckeren Käse. Und ich war absolut davon überzeugt, dass der Mensch ohne tierische Proteine nicht gesund sein könnte. Die vegane Ernährung sah ich als schädlichen Irrweg an, den ich niemals

ausprobieren würde, weil dadurch ja auf jeden Fall Mangelerscheinungen auftreten, die dann wieder neue Krankheiten
hervorrufen würden.

Erst der Film »Gabel statt Skalpell« hat mich bei meiner ärzt-
lichen Ehre gepackt. Dieser Film enthüllte mir Informationen
und Studien, von denen ich – trotz meiner wirklich umfangrei-
chen Ausbildung – noch nichts gehört hatte. Wie lange schon
war ich auf der Suche nach einer der wahren Ursachen der zu-
nehmenden Krankheiten. Ich habe Medizin und Alternativ-
medizin studiert, Chirotherapie und mit der chinesischen
Medizin die Akupunktur gelernt. Alle Diäten, die den Gesundheitszustand zu verbessern versprachen, habe ich ausprobiert.
Smoothies getrunken, Rohkost versucht und kohlenhydratfrei
gegessen. Immer war ich auf der Suche nach einem Weg, gesund und kraftvoll meinen Lebensweg zu gehen.

Nachdem ich aber diesen Film gesehen hatte, war ich bereit,
mich versuchsweise auf die vegane Ernährung einzulassen.
Vielleicht für einen oder zwei Monate. Länger hatte ich all die
anderen Diäten auch nicht durchgehalten. Der Anfang war
holprig, denn ich fand es schwierig, ohne meine gewohnten
Zutaten zu kochen und zu backen. Allerdings spürte ich innerhalb von zwei Wochen eine so gravierende Verbesserung meines körperlichen Zustands, dass ich sehr neugierig wurde, was
denn da wirklich in mir vorging. Wie kann es sein, dass die zwi-
ckenden Gelenke plötzlich nicht mehr zwicken? Wie kann es
sein, dass ich mich nach dem Essen nicht mehr so müde fühle?
Wie kann es sein, dass ich auf einmal wieder die Kraft und damit auch die Lust habe, auf Berge zu steigen? Ich hatte all das
schon zu den Akten gelegt. Abgeheftet unter »Altersbeschwer-
den, nicht mehr zu ändern«.

Genau das ist die »Normalität«. Jeder geht davon aus, es sei normal, dass mit zunehmendem Alter die Gefäße verkalken, die Gelenke schmerzen und der Altersdiabetes kommt. Aber ich weiß jetzt, dass es so nicht sein muss. Völker, deren Angehörige gesund alt werden und irgendwann einfach an Altersschwäche sterben, machen es uns vor. Es geht. Und wir können das auch. Wir haben die Macht, ganz gravierend in unseren Regenerations- und Gesundungsprozess einzugreifen. Wir können aufhören, so viel tierische Nahrung zu essen. Wir würden damit sogar nicht einmal auf etwas verzichten müssen. Denn inzwischen habe ich gelernt, wie unglaublich köstlich vegane Gerichte zubereitet werden können. Vegan zu kochen ist auch nicht schwieriger als mit herkömmlichen Zutaten.

Wir würden durch die Umstellung unserer Ernährung nicht nur uns selbst, unserem Wohlbefinden, unserer Gesundheit helfen. Nein, wir hätten dann sogar die Chance, unser Mitgefühl wiederzuentdecken. Unser Mitgefühl für die Tiere, die für unseren preiswerten, alltäglichen Genuss unglaublichen Leiden ausgesetzt werden. Es gibt auch heute Bauern, die wirklich gut mit ihren Tieren umgehen. Die sie als lebendige, fühlende Geschöpfe achten – auch wenn sie als Nutztiere gehalten werden. Aber diese Bauern sind die absolute Ausnahme. Und das Fleisch aus deren Produktion ist rar – und sehr teuer. Der Großteil der Tiere, deren Teile auf dem Teller landen, wird unter unvorstellbar grausamen Bedingungen gehalten. Bedingungen, vor denen sich jeder normal fühlende Mensch fürchtet, die niemand sehen will, von denen niemand etwas hören will.

Wenn wir aufhören, diese Mengen an billigem Fleisch zu kaufen und es zu verzehren, dann kann sich in dieser Welt etwas ändern. Nicht nur für die Gesundheit der Menschen, sondern auch für das Wohlbefinden der Tiere. Und es gäbe sogar eine noch weitergreifende Chance. Wir alle wissen, dass die

Massen an Nutztieren nicht nur unglaubliche Mengen an Getreide verbrauchen, das hungernden Menschen vorenthalten wird. Wir wissen auch, dass diese Tiermassen unglaubliche Mengen an Gülle produzieren, die die Atmosphäre und die Wasserqualität unseres Planeten ernsthaft bedrohen. Wenn wir uns also besinnen und uns selbst etwas wirklich Gutes tun wollen, dann hören wir auf, Tiere zu essen. Und schlagen damit eine Menge Fliegen mit einer Klappe.

Es gab mal eine Zeit, das war es vollkommen normal, Sklaven zu halten. Es war gesellschaftlich anerkannt, niemand fand das unpassend. Von unserem heutigen Standpunkt aus war das eine unvorstellbare, unmenschliche Grausamkeit, von der man sich ganz selbstverständlich distanziert. Und vielleicht denkt man: »Wie konnten die Menschen das damals nur zulassen – das war doch total unmenschlich.« Ich stelle mir vor, dass eine Zeit kommen wird, wo die Menschen denken werden: »Wie konnten unsere Vorfahren bloß solche Massen von verseuchtem Fleisch und verseuchten Milchprodukten essen? Das ist doch total eklig, unverständlich und verrückt. Wie konnten sie die Folgen für unseren Planeten so blind ignorieren?«

Ich habe die Hoffnung, dass die Freude an der eigenen Gesundheit, das Glück durch das Wiedererlangen der längst verloren geglaubten Gesundheit Sie und alle anderen Leser dieses Buches davon überzeugt, dass die vegane Ernährung die gesündeste Ernährung ist, die es für den Menschen gibt. Es ist die Ernährung, die nicht nur unsere Gesundheit rettet, sondern auch unseren Planeten.

Anhang

Bezugsquellen

Dies sind Empfehlungen für die Produkte und Hersteller, von deren Qualität ich selbst überzeugt bin.

Bio-Leinöl in Demeter-Qualität bekommen Sie bei Johann Niedl, Wiesenleite 11, 83365 Nußdorf. Oder im Internetshop über http://www.chiemgauer-oelmuehle.de.

Bio-Sojamilch in Demeter-Qualität bekommen Sie beim Hofgut Storzeln, Storzeln 1, 78247 Hilzingen. Viele Bioläden führen deren Pflanzenmilchsorten. Oder Sie kaufen direkt im Internetshop über http://www.hofgutstorzeln.de ein.

Methylcobalamin-Tropfen zur Substitution bei Vitamin-B12-Mangel erhalten Sie bei der Reinhildisapotheke, Heinrich-Niemeyer-Straße 11, 48477 Hörstel. Oder direkt über deren Internetshop www.heilkraft-der-natur.de.

»Vitamin B12 – MHA-Formel« erhalten Sie im Webshop von Sunday Natural Products www.sunday.de.

RMS-Tropfen gibt es von den Firmen Asconex oder Städtgen, erhältlich in der Apotheke oder übers Internet.

Literatur

Bühring, Ursel: *Alles über Heilpflanzen*, Ulmer Verlag (neue Auflage 2015)

Campbell, T. Colin und Campbell, Thomas M.: *China Study – die wissenschaftliche Begründung für eine vegane Ernährungsweise*, Verl. Systemische Medizin 2011

Dalai-Lama und Tutu, Desmond und Abrams, Douglas: *Das Buch der Freude*, Lotos Verlag 2016

Dispenza, Joe: *Du bist das Placebo*, Koha 2014

Edmund, Schmidt (Hrsg.): *Leitfaden Mikronährstoffe*, Elsevier 2004

Fleischhauer, Steffen Guido: *Enzyklopädie der essbaren Wildpflanzen*, AT-Verlag 2003

Gröber, Uwe: *Arzneimittel und Mikronährstoffe*, Wissenschaftliche Verlagsgesellschaft, 2014

Holmes, Ernest: *Der Schlüssel zu Deinem wahren Wesen*, CSA 1984

Lipton, Bruce: *Intelligente Zellen*, Koha 2006

Mutter, Dr. med. Joachim: *Gesund statt chronisch krank*, Natura Viva 2011

Mutter, Dr. med. Joachim: *Grün essen – die Gesundheitsrevolution auf Ihrem Teller*, VAK 2012

Robins, John: *Ernährung für ein neues Jahrtausend*, Nietsch 1995

Koch- und Backbücher

Danner, Helma: *Die Naturküche*, Ullstein 2005

Göb, Surdham: *Vegan Daily*, AT 2014

Henrich, Ernst Walter und Lüthy, Raphael: *Vegan gesund*, Pro-Vegan Shop 2014

Just, Nicole: *Vegan Backen*, Gräfe und Unzer 2013
Switzer, John: *Heilkräftige Wildkräuter-Vitalkost-Rezepte*, Ayur-
    veda-Health- & Beauty-Verlag 2011

Anmerkungen

1   Lipton: Intelligente Zellen, S. 81
2   ebd., S. 149
3   Dr. Wolfram Kersten: »Immer müde – krank ohne Grund«, Vortrag 11/2009
4   Lipton: Intelligente Zellen, S. 144
5   Dispenza: Du bist das Placebo, S. 153
6   Dioxine und dioxinähnliche PCB in Umwelt und Nahrungsketten, Umweltbundesamt 1/2014: 25
7   Bundesamt für Gesundheit (BAG), Dioxine und PCB in Schweizer Lebensmitteln, 2016
8   J. Agric. Food Chem., 2011, 59 (9), pp 5125–5132, DOI: 10.1021/jf200364w, Publication Date (Web): April 6, 2011
9   Journal of Obesity, US library of medicine, http://www.ncbi.nlm.nih.gov/pmc/articles/PMC3317169
10 Henrich/Lüthy, Vegan Gesund, S. 20
11 Semba RD, Nicklet EJ, Ferrucci L: Does accumulation of advanced glycation endproducts contribute to the aging phenotype? Journal of Gerontology, 2010, 65: 963–975
12 Mutter: Grün Essen, S. 78
13 Strom A., Jensen R. A.: »Mortality from circulatory disease in Norway 1940–1945«, in Lancet, 260:126–129, 1951
14 Sellmeyer et al., 2001 A high ratio of dietary animal to vegetable protein increases the rate of bone loss and the risk of fracture in postmenopausal women. In: American Journal of Clinical Nutrition 73, S. 118–122
15 Robins: Ernährung für ein neues Jahrtausend, S. 180
16 Ming Khoo G., Rahr Clausen M. et al., »Bioactivity and chemical composition of blackcurrant (*Ribes nigrum*) cul-

tivars with and without pesticide treatment« Food Chemistry, Volume 132, Issue 3, 1 June 2012, Pages 1214–1220

17 ARD-Sendung: »Klärschlamm – wertvoller Rohstoff oder giftige Gefahr?«, 6.4.14

18 Fleischhauer: Enzyklopädie der essbaren Wildpflanzen, 2003, S. 11–13

19 http://www.bfr.bund.de/cm/350/cadmium_in_lebensmitteln.pdf

20 Treutter Prof. Dr. Dieter, TU München, Inhaltsstoffe und gesundheitlicher Wert von Obst, 2016

21 Switzer: Heilkräftige Wildkräuter-Vitalkost-Rezepte

22 Watzek, Niko, Acrylamid und Acrolein, Toxikokinetik hitzeinduzierter Kontaminanten in Lebensmitteln, Dissertation an der TU Kaiserslautern 2012

23 Stiftung Warentest, Grüner Tee im Test, 10/15

24 Colitis, Konservierungsmittel schädigen Schleimbarriere im Darm, http://www.aerzteblatt.de/nachrichten/61960

25 Schöhl, Helmut: Gebißkrankheiten und Gesundheit: Ätiologie und Prophylaxe auf Stoffwechselgrundlage, Med.-Literarische Verl.-Ges. 1994, S. 193

26 Mutter: Gesund statt chronisch krank, S. 33–36

27 ebd., S. 212

28 García-Niño WR, Pedraza-Chaverrí J. Protective effect of curcumin against heavy metals-induced liver damage. Food Chem. Toxicol. 2014 Jul;69C:182-201. doi: 10.1016/j.fct.2014.04.016. Epub 2014 Apr 18. Review

29 Bühring: Alles über Heilpflanzen, S. 186–187

30 Grimm, J, Auswirkung von Nanopartikeln in Kosmetikprodukten, Masterarbeit Universität Augsburg, 2014

31 Stiftung Warentest, Mineralöle in Kosmetika: Kritische

Stoffe in Cremes, Lippenpflegeprodukten und Vaseline, Testbericht von 25.05.2015

32 Dalai-Lama/Tutu/Abrams: Das Buch der Freude
33 Gröber: Arzneimittel und Mikronährstoffe, S. 67–68
34 ebd., S. 277–269
35 ebd., S. 321